第1人者の研究者たちが語る

# 高気圧酸素の
## 仕組みと生体機能に与える効果

一般社団法人
**日本気圧メディカル協会・編**

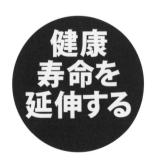

健康
寿命を
延伸する

学校法人国際学園
**九州医療スポーツ専門学校**

# いろいろなタイプの酸素ルーム

写真はすべて日本気圧バルク工業社製です

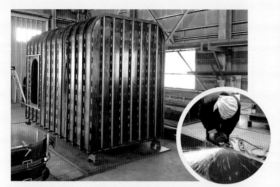

鋼鉄製酸素ルーム。2気圧以上の加圧にも耐えることができる鉄製構造。ベテラン職人の匠の技で、設置場所にピタリと収まるオンリーワンを製造

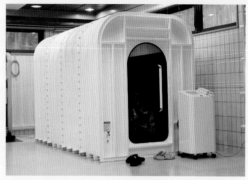

現地で組み立てできるブレッドタイプの酸素ルーム。このタイプは一度に7～8名が入れ、介護施設などで便利に利用される

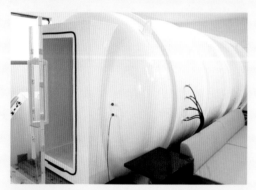

国内最大のサイズ、モスラタイプ。20～30名が入室でき、トレーニングマシンを設置して、高地トレーニング環境の再現も可能

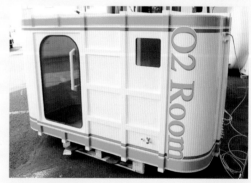

省スペースのキューブタイプ。1～2名用（4～5名のタイプもあり）ですが、テレビなども設置でき快適性は抜群

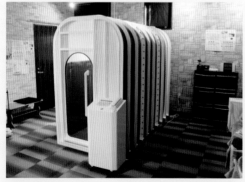

空間色調に合わせた酸素ルーム。外装をアルミ複合板やラッピングシートでのオリジナルデザインも可能

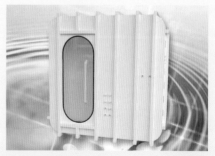

北海道大野記念病院 副院長・兼札幌高機能放射線治療センター長、岸和史先生（協会理事長）が提案した新しい形の酸素ルーム。パーソナルユースに適した形状。家庭から小規模店舗までの利用に最適

# 使用法が広がっている酸素ルーム

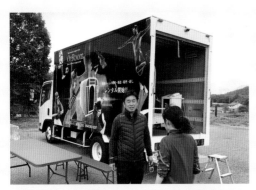

高地トレーニング後のケアのための移動酸素ルームカー。移動体験カーは熊本地震の際のエコノミー症候群の予防にもボランティアで貢献

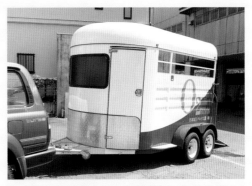

競走馬用の酸素ルームを搭載した移動用トレーナー。レース後、トレーニング後のサラブレッドの疲労回復に最適

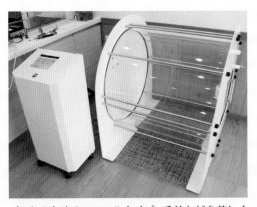

ペットのためのアニマルタイプ。毛並などを美しく保ち、ケガの即日回復にも効果的

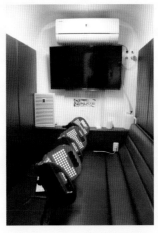

酸素ルームは空間にゆとりがあり、コラーゲンライトなどの美容機器の持ち込みも可能。火器の使用は厳禁

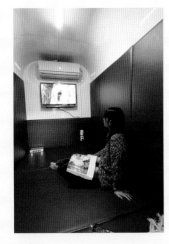

酸素ルーム内では何もしないでくつろぐほうが効果が高いという治験結果がでている

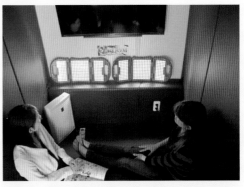

複数人で入って、おしゃべりしながらくつろいで利用できる。複数人で入ることで空間体積が減るので、分圧酸素の濃度は濃くなる

# 酸素効果の研究・治験が進められている
## 大学・専門学校関係

### 京都大学

石原昭彦教授は軽度高気圧酸素環境への滞在がメタボリックシンドローム、生活習慣病、不妊症などを予防・改善できるかどうかを研究している第一人者。動物実験においてもすでにその効果を実証

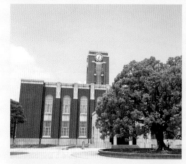

京大正門

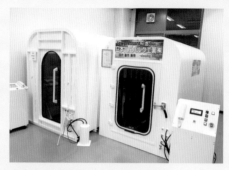

京大にある酸素ルーム

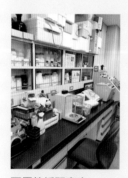

石原教授研究室

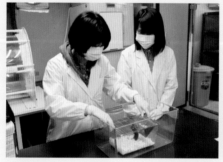

高気圧酸素ルームを用いた動物実験風景

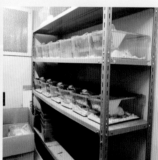

### IPU 環太平洋大学

スポーツ医科学センターに納品されたモスラタイプの酸素ルーム。トップアスリートとトレーナーの養成を医科学的な視点でサポートする研究の一環として採用、ケガの回復などにも用いられる

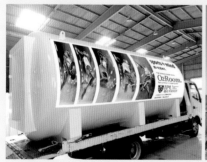

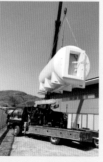

モスラタイプの大型酸素ルームと納品風景

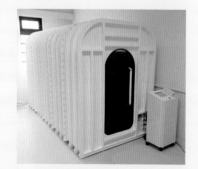

キャンパス内の酸素ルーム

## 愛知医科大学

佐藤純客員教授が世界で初めて天気痛のメカニズムを解明。高気圧の酸素ルームに入ることで、自律神経がリセットされ天気痛の改善の効果があることがわかり、さらに研究がすすめられている（日本初の気象病外来を開設）

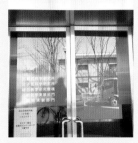 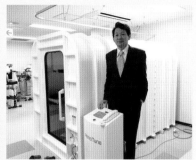

愛知医科大学5号館入口　利用されている酸素ルームと佐藤教授

## 神戸大学

藤野英己教授による糖尿病・肥満による微小循環の変化と高気圧高酸素環境との関係、歯周病の嫌気性菌と高気圧酸素環境の研究がすすめられている

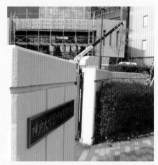 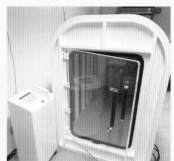

神戸大学医学部保健学科正門　設置されている酸素ルーム

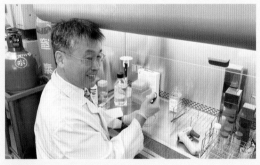 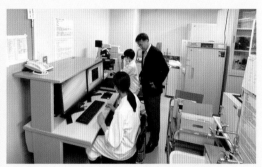

研究中の藤野教授　　　　　　　　藤野教授の研究室

## 畿央大学

高気圧酸素ルームを用いたモデルラットの実験を行い、新しいリハビリテーションにつなげる研究が行われている

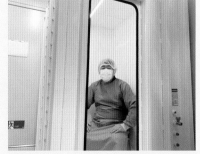 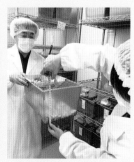

健康科学研究科今北英高教授と設置されている酸素ルーム　　動物実験

## 九州産業大学

九州産業大学のスポーツ健康科学科の運動生理学実験室に設置。高気圧酸素のルームにおける運動能力の向上実験などを行うと同時に一般生徒にも開放し、健康の増進に役立てている

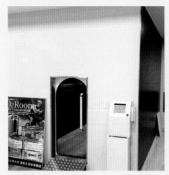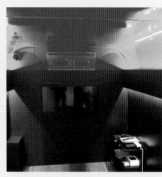

## 九州医療スポーツ専門学校

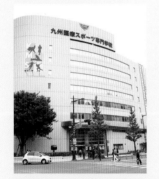

小倉北区の馬借校舎全景

「0歳から100歳までの動けるカラダづくり」をサポートする生涯スポーツトレーナー育成プロジェクトの研究の一環として酸素ルームを使用。関連のジムや整体院にも設置し、酸素の効果を実体験している

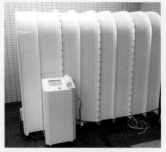

キャンパス内の酸素ルーム

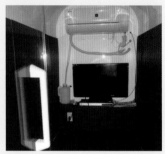

空調、テレビも備わっている

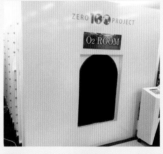

関連のジムに設置されている酸素ルーム

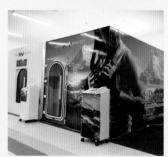

## DHC プライベートリハビリセンター池袋

酸素ルームやデジタルミラーなど、最先端の設備をそろえて、より効果的なリハビリを目指している。高気圧酸素ルーム内でのリハビリは身体機能障害の症状の緩和や細胞の活性化、疲労回復などの効果が期待できる

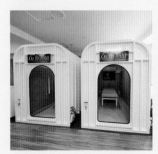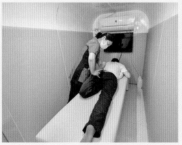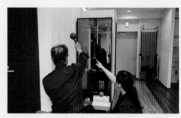

動きに応じた電気刺激を筋肉に与える「デジタルミラー」

# 酸素効果の研究・治験が進められている
## 病院・クリニック関係

## 北海道大野記念病院

世界屈指のがん治療を担う「札幌高機能放射治療センター（SAFRA）」は最新のサイバーナイフや陽子治療などで体にやさしい治療を目指している。病院の副院長でありセンター長の岸和史先生は2絶対気圧、100％酸素の高気圧治療装置の治療を施す一方で、軽度高気圧酸素ルームの開発やがん化、がんの悪化メカニズムに対する研究もすすめている

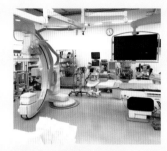

SAFRA 内の最新設備

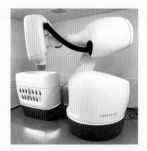

呼吸に伴って動く腫瘍を追尾
照射できる最新放射線治療装置

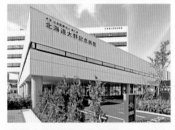

札幌大野記念病院全景

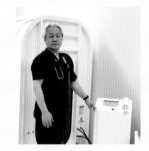

岸先生と設置されている酸素ルーム
（岸先生は KAZUSHI モデルという
パーソナルユースの酸素ルームを提
案、2p 参照）

---

## チャーミーデンタルクリニック・チャーミー歯科春日部

歯の病気は全身疾患につながる。歯周病は感染症で脳梗塞や心筋梗塞、糖尿病の要因となる。歯周病の元凶酸素を嫌う嫌気性菌の徹底的な消滅のために軽度高気圧濃縮酸素ルームに入ることやボトックス注射・整体の総合的治療を提案している

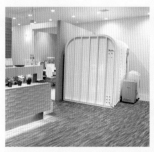

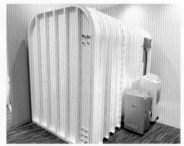

チャーミーデンタルクリニック受付（千葉県市川市）に設置してある
酸素ルーム

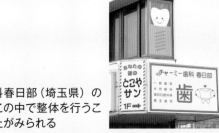

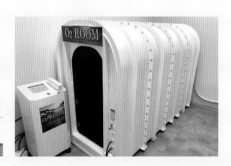

チャーミー歯科春日部（埼玉県）の
酸素ルーム。この中で整体を行うこ
とで効果の向上がみられる

## 安藤歯科医院・ORC インプラント矯正センター

国内最大規模のインプラントに特化した専門施設。埼玉県朝霞市に快適な治療を受けてもらえるように高気圧酸素ルームを導入

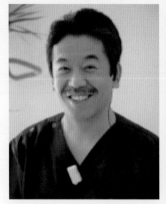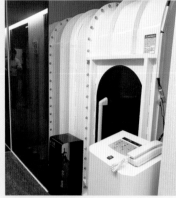

安藤正美理事長と設置されている酸素ルーム

## 錦野クリニック

静岡県藤枝市に 1992 年以来開院し、地域医療を目指している錦野クリニック。2019 年に整形外科をオープンし同時に酸素ルームを導入。一般の方の血流改善による冷えやむくみ防止などに合わせて、学生アスリートの体幹・コンディショニングのサポートなどを応援する取り組みも開始している

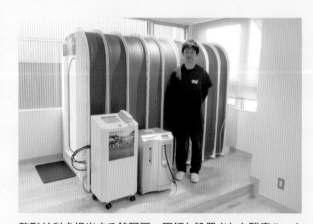

整形外科を担当する錦野匠一医師と設置された酸素ルーム

## 諏訪マタニティクリニック

患者さんと共に地域医療を目指している長野県・諏訪市の産婦人科と小児科病院。京都大学の石原教授の理論にもとづいた環境の酸素カプセルを使用。長年不妊治療をしても子どもを授からなかった女性の 54 人のうち 17 人に子どもを授かったという実績がある

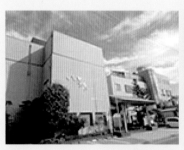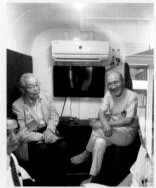

諏訪マタニティクリニック全景

根津八紘院長と付属施設清水宇宙生理学研究所清水強所長

# スポーツ関連の酸素ルーム

## トヨタ自動車陸上長距離部

体のコンデション調整、高所環境の再現、ケガの早期回復、現場への早期復帰のために導入

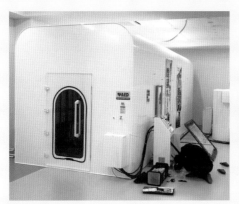
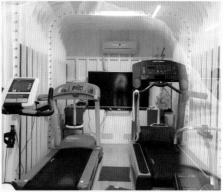

## 国立スポーツ科学センター

日本の国際競技力の向上を支援するため、高地低酸素トレーニングの研究を続けている

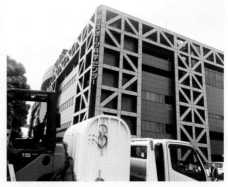

国立スポーツ科学センターへの納品風景

# 海外からも注目の酸素ルーム

アメリカ、EU、アジア、
オーストラリア、南米など
海外への出荷実績も多数

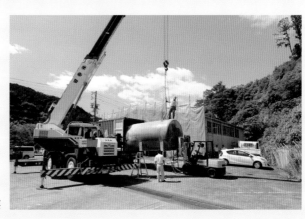

集荷作業

# 健康の増進・維持に使用される酸素ルーム

## 世界的ファッションデザイナー　コシノヒロコさん

芦屋の自宅に設置、帰ったときには必ず1時間は入っているという。「入ったあとは体が軽くなり、まるでマッサージを受けたような感じ。ゆったりとくつろげる空間なので、全身リフレッシュ。夜はぐっすり眠ることができます。今後も健康維持のために続けていきたいです！」

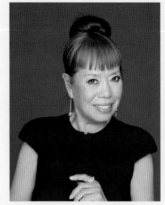
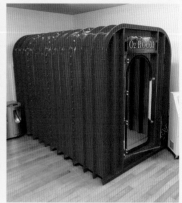

## NTTコムソリューションズ（株）

NTTコムソリューションズは、社員の健康維持・増進に努め、仕事のやりがいや多様な働き方の推進などを指針とする「スマイルワーク」を重要な経営課題として取り組んでいます。そのひとつの環境づくりとして、酸素ルームを導入。「健康経営優良法人2018（ホワイト500）」に認定された

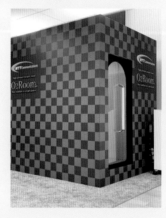
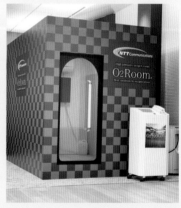

## セキスイハイム東海（株）

名古屋市伏見・白川公園前の高層免震タワーマンション内に設置される酸素ルーム。健康増進とアンチエイジングなどオーナーが気軽にリフレッシュできる空間を提供

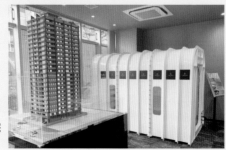
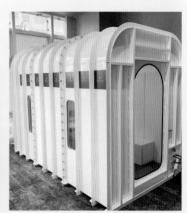

タワーマンションの完成模型と酸素ルーム

# 正しい高気圧酸素環境の普及と広報活動

## 海外普及のための研修指導

ベトナムでも酸素ルームが浸透し、現地の販売店への
安全指導を行う研修会を開催

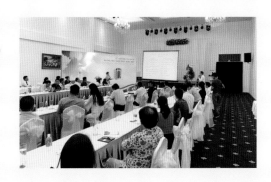

## 日本健康科学学会

軽度高気圧の環境を用いた筋萎縮予防効果に対
して、学術大賞受賞（国立スポーツ科学センター・
武村藍博士と京大の石原昭彦教授）

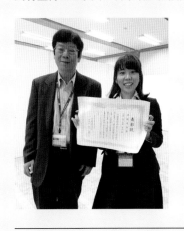

## 日本体力医学会

低気圧酸素が「自律神経活動に及ぼす影響」に関
して発表する日本気圧バルク工業天野英紀社長

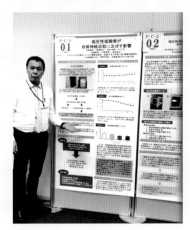

## 健康気圧マスター養成講座

日本気圧メディカル協会の活動の一環として、最適な気圧刺激に関する的確な指導を行うことのできる健
康気圧マスターを育成する講座を開催（北海道、東京、京都、小倉など）

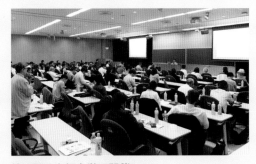

第4回は京都大学で開催

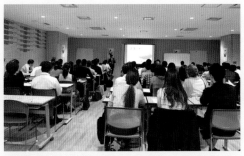

第5回は九州医療スポーツ専門学校で開催

# 著者プロフィール

### 第1章
## 石原昭彦　（一社）日本気圧メディカル協会参与

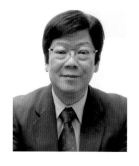

京都大学大学院人間・環境学研究科／共生人間学専攻認知・行動科学講座教授
軽度高気圧酸素チャンバー（酸素カプセル・酸素ルーム）を用いて高気圧・高濃度酸素環境への滞在がメタボリックシンドローム、生活習慣、関節炎やパーキンソン病の予防・改善、不妊症の改善に効果が得られるかを検討。

### 第2章
## 岸　和史　（一社）日本気圧メディカル協会理事長、医学博士

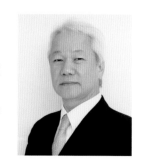

社会医療法人孝仁会 北海道大野記念病院副院長・兼 札幌高機能放射線治療センター長、日本インターベンショナルラジオロジー学会専門医、日本放射線腫瘍学会／日本医学放射線学会共同認定放射線治療専門医

### 第3章
## 1. 野本恵子　（一社）日本気圧メディカル協会理事、歯科医師

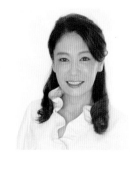

日本気圧バルク工業株式会社開発顧問
のもとデンタルクリニック院長、チャーミーデンタルクリニック院長を経て、現在ボトックス治療、酸素と全身疾患の講演・治療で活躍。
NGO法人ピースネット代表理事、株式会社 Natural Smile 代表取締役、株式会社 K & K グローバル取締役、厚生労働省認定卒後臨床研修指導医、日本抗加齢医学会専門医、国際抗老化再生医療学専門医

## 2. 近藤浩代　（一社）日本気圧メディカル協会参与、博士（人間・環境学）
神戸大学大学院保健学研究科研究員、名古屋女子大学健康科学部健康栄養学科准教授

## 宅和美穂　神戸大学大学院保健学研究科博士後期課程

### 第4章
## 藤野英己　（一社）日本気圧メディカル協会参与、医学博士

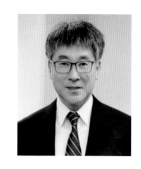

神戸大学生命・医学系保健学域、神戸大学大学院保健学研究科教授
高気圧高酸素や二酸化炭素の経皮吸収に関する研究。そのほか、超音波治療、磁気治療、温熱治療などの物理療法に関する研究や新規の栄養成分の開発。専門は微小循環や骨格筋障害に関する研究で、糖尿病・心不全などの生活習慣病、がんや運動器障害の治療の開発に従事。

# はじめに

一般社団法人日本気圧メディカル協会
理事長　岸和史

## ますます進む超高齢化社会

　日本における少子高齢化問題は、いつのことだったのか記憶にないほど昔から議論されてきました。その傾向はますます進み、2019年9月16日の「敬老の日」、70歳以上の人口は2715万人と発表されました。これは、前年に比べて98万人も増加していて、総人口に占める割合は21.5パーセントに達し、65歳以上で考えると、総人口1億2615万人（2019年9月1日概算値）のうち3588万人と、28.4パーセントを占めています。

　さらに、2040年になると、日本の社会では、3人にひとりは65歳以上という時代になると予想されています。世界一の高齢者割合を抱えた日本は、今後、高齢化社会にどう対処するかのモデル国になる使命を背負っているといえるでしょう。その理由は、医療費や介護費が大幅に増えて行くことが予想されるからです。医療費や介護費を抑えるためには、健康寿命を延ばして医療や介護を必要とする高齢者の方たちを減らすことが大きな要因となるでしょう。

## 酸素が果たす役割はきわめて大きい

　私たちは地球上で、酸素を吸って炭酸ガスを吐き出して、血液を全身に巡らせて生きています。ですから、血液を体内に流すために、酸素が果たす役割は非常に大きいものがあります。酸素を循環させるために、私たちの血管系は発達したのです。

　しかし、一生懸命酸素を取り込み、血液を循環させて頑張っているのに、多くに人が病気になります。なぜ病気になるのでしょうか。免疫が破綻する。がんになる。血管が詰まって動けなくなり、脳梗塞になったり、心筋梗塞になったり、ボケたりする。このような問題は何に関係しているのでしょうか―。

　それは、酸素の取り込み方に問題が生じているからでしょう。この問題解決こそが、健康寿命の延伸に大いに関与しているのです。それではいったい、どのような環境で循環させればいのでしょうか。こうした問題を研究するために、私たちは、「一般社団法人日本気圧メディカル協会」を発足させました。

　そこで、適正な酸素を取り込む方法として、私たち協会は酸素カプセル・ルームの普及を推奨しています。もともと高気圧酸素カプセルの発祥の地はアメリカですが、アメリカには高気圧酸素カプセルを使用するにあたって整備されたルールがあり、1.3気圧、1.4気圧の酸素カプセルも医療用で使われている機関もあります。しかし、日本では2気圧は医療用で、2気圧未満は民生用というルールになっているのです。そのせいか、気圧が高ければ効果が高いと勘違いされている人も少なくありません。

民生用の酸素ルームでも健康改善・維持に十分通用し、酸素濃度が高いから良いというものでもなく、逆に、濃度が高いと活性酸素が多く発生し、体を壊してしまう可能性があり、適正な酸素濃度に関する知識の共有が急がれています。

## 日本気圧メディカル協会の使命

このように、酸素カプセルの使用方法が日本で正しく理解されていない現状を鑑み、「日本気圧メディカル協会」は広く一般の方や関係機関に対し、気象および環境が生体の機能に与える影響についての指導をする講師の派遣、講演会・セミナーの企画・開催の啓発事業を行い、ひいては高気圧酸素カプセル・ルームを安全に正しく使用していただくためのさまざまな広報活動を行っています。

気象変化と疾病との関連について研究した結果、最適な高気圧酸素環境が、疾病に対する予防・治療法として最適であるという結論に達し、この健康気圧法を多くの方に試していただくべくその普及事業も行っています。そのために、的確な指導を行うことのできる「健康気圧マスター」を育成・養成し資格認定をすることによって、より多くの方々が安心して健康で快適な生活を送るための指導が受けられるようにしています。

さらに、慢性痛のように気象・環境に影響を受ける疾病について研究を行っている個人・団体との連絡・協力及び支援に関する受託事業、気象病に関する知識や対処法技術を共有することによる健康増進を目指しています。

## 気圧が健康に役立つ社会を目指して

健康気圧法とは、空気を圧縮することで、高濃度の酸素をつくり出し、血管系を発達させようというものですが、巷にはさまざまな種類の酸素カプセル・ルームが販売されております。しかし、その効果は科学的に証明したものはなく、使用方法や適用にはっきりとした基準がないため、混乱を招いています。そこで、日本気圧メディカル協会は、これまでの研究成果による科学的根拠をもとに、身体・精神の健康維持に効果的な健康気圧法のコンサルティング、講習会などを通じた普及事業を行っていくことにしたのです。 私たちは、晴天時に相当する微高気圧環境が、うつ症状・不安症や不眠症あるいは慢性痛の症状の改善に一定の効果があることを明らかにしました。また、高気圧酸素環境が代謝を改善・向上させたり、がん化やがんの転移・増殖を抑制したりすることも明らかにしました。

今後は、こうした環境がさまざまなシーンで活用できることが予想されますので、さらに研究を進めて、より快適な空間である高気圧酸素ルームや酸素カプセルの開発・指導のお手伝いをしていきたいと思っております。

以上のような大きな目標の実現の一歩として、高気圧酸素環境の基礎知識と疾病との関係を本書に記しました。一般読者はもとより、より多くの酸素カプセル・ルームをビジネスとしている方や医療関係の方の目に触れ、健康増進のために大いに役立っていただければ幸いです。

岸和史理事長の特別寄稿
# 新型コロナウイルス COVID-19 に対峙するに際して

## COVID-19 は臨時体制から集団免疫形成へ向かう

　日本では、各人がマスクをかけ手洗いを行い、感染につながる外出などを抑え、重症者への対応を中心に検査し、軽症者の検査を回避して医療資源を保って重症者に提供してきました。ライブハウスや海外旅行などでの感染があっても、欧州各地のような感染爆発を避けられたのは、各人の自制とマナーの賜物で誇りにしてよいと思います。

　社会的な制圧方法は国により異なりますが、我が国は中韓のように感染者接触者の完全な把握をせず、罹ると死ぬかもしれない伝染病を、社会で制圧する場面で、多くの自治体は個人情報保護を優先しました。これは誰もが望んだシステムには思えず行政の責任回避にみえ、感染リスク回避は各人の自己の責務になりました。だが、将来行きつく姿はどの国も同じです。

　COVID-19 も無症状感染者が多く、ウイルスが広く社会に浸透すると同時に、インフルエンザと同様な集団免疫＊が感染拡大をそれなりに阻止することでしょう。しかし、その中で、個人が生き抜くには、COVID-19 に対する免疫反応を知っておく必要があります。
＊集団免疫とは例えば、60％の人が免疫を獲得した場合にその伝染病の感染爆発が生じにくくなる。

## COVID-19 に対する免疫反応

　未知のウイルスの体細胞への侵入に対して体は大掛かりな対応を余儀なくされます。最近の研究は、COVID-19 もインフルエンザと同じ免疫機構動員をすることがわかりました。

　Thevarajan らは中等症から回復した患者の血液中の免疫細胞の状態の時間的変化を調べました（Nature Medicine, Mar. 16, 2020：https://www.nature.com/articles/s41591-020-0819-2#Fig1　原文は無料で公開）。

　この患者では発症 8 日目に抗体分泌細胞（ASCs）数がピークに達し、その後高レベルが維持されました。体は通常ひとつのウイルスに対して何百種類もの抗体をつくり、それがずっと維持されます。また、細胞傷害性（細胞を殺す）T 細胞、免疫事象を記憶するメモリー T 細胞の生存と活性化を促進する活性型の濾胞 T 細胞（ICOS+PD-1+ TFH cells）が、7 日目以降も 20 日時点でも高い数を示しました（次ページグラフ・Ⅰ）。リンパ球の寿命を考えると何世代も増殖を続けています。体は警戒を緩めなかったのは、何波も抗原刺激があり、緩められなかったためだと思われます。

　例えば、ひとつのインフルエンザに罹患しても何百種類もつくられます。少し抗体群ができても容易にウイルスを殲滅できず、鼻咽頭スワブサンプルなどの PCR 検査陰性化後も再発リスクがあります。ワクチン開発では変異を見越した安全な抗原群の設計が行われています。

CD8 陽性細胞は、癌細胞のような "敵" 細胞を殺す T リンパ球ですが、この CD8 陽性細胞と、調整役の T リンパ球である CD4 陽性細胞のいずれもが、発病 9 日目に数倍に増加するピークを示し高値を維持しました（下グラフⅡ）。ウイルスだけでなくウイルス増殖に加担した細胞への攻撃も行われたのかもしれなのです。

　異物処理をする何でも食べる細胞、単球はこれらの時期に血液中から姿を消しました。血流を通して現場に向かったためと考えられています。

　抗原提示を受けなくとも "敵" 細胞を始末できるチュラルキラーキラー（NK）細胞優位な変動がなかったのです。この患者さんでは新奇なウイルスの出現に際して出番がなかったのかもしれません。NK 細胞は獲得免疫系の記憶も持つことやウイルス抵抗性に寄与する事が知られています（2009, Nature 457, 7229）。

　それらの重要で必須のプロセスのどこかで失敗すると、ウイルスの増殖を赦し、回復に失敗すると死のリスクが高まります。

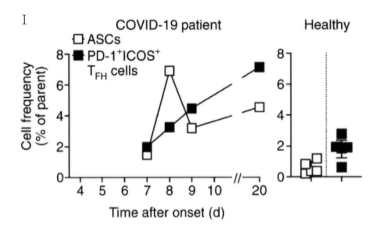

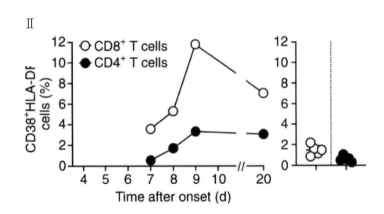

## いくつかのシナリオ

　2020 年 2 月の WHO-China Joint Mission レポートでは軽度・中等度・重症・危機的の４つの進行パターンが回復か死かというシナリオ示でされています（下図）。シナリオの最初の分岐点は Thevarajan らの患者さんのように、免疫システムが勝てるかです。

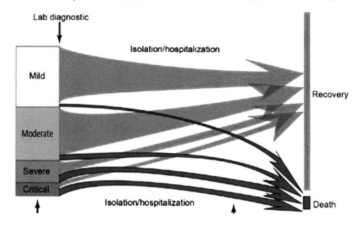

## サイトカインストーム

　がん組織の中でもサイトカインが増加してがんの悪化につながりますが、感染に伴う炎症で局所の状態が不安定になると、サイトカイン量が異常増加した状態：サイトカインストームが発生しやすくなります。サイトカインはタンパク質で白血球・リンパ球などからほかの細胞に影響する生理活性物質で、感染防御・免疫システムなどでは重要な役を持ち、適切な場所で適切な量が分泌されることで連鎖したシステムが機能します。サイトカインストームではそれらの細胞自身の破壊や機能不全などで組織の中のサイトカイン異常増加し、まるで嵐が吹き荒れたような状態となり、最終的に組織と機能を破壊します。

　ストームは COVID-19 では主に肺で生じます。すくなくともサイトカインストームがまだ特定の微小環境に限局した段階までで終息させることができなければ死へのシナリオに向かいやすくなります。

## ARDS

　肺機能が破壊されると、どれだけ酸素を吸っても肺から血中に入らなくなる状態（ARDS：acute respiratory distress syndrome, 急性呼吸逼迫症候群）となります。低酸素に敏感な中枢神経系、免疫機構、肝臓、腎臓などが機能しなくなります。溶存酸素を高めることは理論的には救済につながりますが、現在の多くのモニタやポンプ類は医療用高気圧酸素室での使用に適していないため、重度 ADRS では血液を酸素化する人工肺が必要になります。

## 防　御

　COIVD-19 のような新型で（＝未知の抗原の多い、＝侵入は初感染になる）強力で悪質

なウイルス疾患には予防（prevention）だけでなく、侵入された後の体力を防御力として培っておくべきです。リラックス・安静、十分な酸素供給状態、抗アレルギー成分、薬品では抗炎症剤・ステロイド等の細胞保護剤などは、これらのサイトカイン放出を緩和・抑制する方向に働きます。血管が若くて血流が速やかで体の隅々まで酸素を供給できる若い人たちはサイトカイン制御力も高いでしょう。ただし一旦ストームを惹起（じゃっき）すれば一気に悪化することは同じです。老若問わず、体の微小環境と細胞の状態を元気に保っておくことはこの危険で悪辣な感染症への抵抗力を養うことにつながります。

## 体内で抗ウイルス抗体ができてもまだ治癒ではありません

　抗ウイルス抗体ができなければウイルス量は減少しませんが、部分的減少ではまだ治癒ではなく中間シナリオ途上です。スワブ検体のPCR陰性化は、このようなまだ心もとない抗体の種類と量でようやく採取部位が陰性化しただけで、抗体の届きにくい被侵入部位ではウイルスが残ります。ヘルペスウイルスのように中枢神経系などで残るようなことがあるかもしれません。

## 体を冷やさないで、十分な酸素環境を！

　〝体を冷やさないで〟は単なる思いやり言葉ではありません。組織の血流を維持し末梢に酸素を供給し、リンパの流れと組織の代謝栄養状態を維持することはとても重要です。それは末梢の免疫細胞の移動を健全に維持し、免疫情報が速やかに伝達され、随所で増殖し始めた免疫細胞に十分なエネルギーを供給し、ウイルスを駆逐（くち）する免疫課程を促進します。これはウイルスだけでなく細菌への免疫でも同じです。文豪トルストイは1910年冬に体が冷えて肺炎にかかり亡くなったのです。

## 高気圧酸素環境

　本書の中で高気圧酸素環境がリンパの流れ、ひいては血管全体の流れを改善してよく体を温める作用があることを述べています。高気圧酸素環境は、血液・リンパ循環の促進と、低酸素状態の炎症病巣に対する溶存酸素の供給という2点で感染免疫の増強に寄与します。高気圧酸素環境は疲労や衰えのある体を再び酸素化し組織を育み、強い体をつくるために役立つでしょう。

## 終わりに

　前述のように、COVID-19を制御できる生物学的社会体制が十分に構築されるまで、個人個人の感染リスク回避と防衛・防御に大きな努力を払うべきでしょう。社会が多少の集団免疫を獲得しても、高リスクの高齢者・糖尿病・高血圧などの人々は警戒を怠れません。

　皆様が大事な人や、ご自身の持つ個々のリスクを改善・管理し、健康を維持されることを念じてやみません。

# 一般社団法人日本気圧メディカル協会概要

## 主な事業

● 広く一般の方に、気象及び環境が生体の機能に与える影響についての健康気圧法の普及・啓発事業として講師派遣、講演会・セミナーの開催を行う。

● 最適な気圧刺激に関する的確な指導を行うことのできる「健康気圧マスター」を育成・養成し、資格認定を行う。

● 健康になる空間気圧調整装置のさらなる技術を開発し、快適空間を創造する。

## 役　員

理事長　　岸　和史（北海道大野記念病院副院長・兼札幌高機能放射センター長）

理事　　　天野英紀（日本気圧バルク工業㈱代表取締役）

　　　　　水嶋章陽（九州医療スポーツ専門学校理事長）

　　　　　野本恵子（歯科医師）

　　　　　藤澤秋子（日本気圧バルク工業㈱）

　　　　　三好克尚（日本気圧バルク工業㈱）

参与　　　石原昭彦（京都大学大学院人間・環境学研究科　共生人間学専攻認知・行動科学講座教授）

　　　　　藤野英紀（神戸大学生命・医学系保健学域　大学院保健学研究科教授）

　　　　　近藤浩代（名古屋女子大学健康科学部健康栄養学科准教授）

http://prema.or.jp/

---

### 協会からのお願い事項

酸素カプセルや酸素ルームを使用する場合、1.5 気圧を超える気圧を使用することは危険ですのでご注意ください。本書を精読して適正な気圧、酸素濃度を厳守してください。

---

　　体内の過剰な酸素が有害な作用を及ぼす酸素毒性は 1.5 気圧以上で認められ、1.75 気圧を超えると活性酸素の過剰産生が指摘されています。毒性酸素は筋肉のしびれやけいれん、呼吸困難を引き起こし、特に、脳と肺で大きいことが知られています。また、高い気圧に設定することにより、気圧の上昇中は交感神経が積極的になり、血管が収縮を続け、逆に気圧が低下しているときは副交感神経が積極的になり、血管が拡張を続け頭痛などを生じることがあります。高い気圧にするほど長い時間に渡って気圧を上げていくので、血流の悪化を引き起こします。また、高い気圧を使用すると、破損や火災の危険性も高くなる可能性も否定できません。気圧を上げればすべてのことに対して大きな効果が得られるという認識は改めていただきたいと思います。

# 実証されつつある高気圧酸素環境

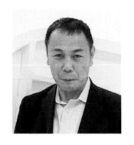

日本気圧メディカル協会　理事
日本気圧バルク工業株式会社
代表取締役　天野英紀

## 健康寿命延伸の鍵を握る「酸素」

　人間は、空気中の酸素を体内に取り入れて血液とともに全身に送り、代謝によって生じた二酸化炭素を吐き出す「呼吸」によって生命を維持しています。エネルギーの産生をはじめ、酸素が果たす役割は非常に大きく、加齢とともに増える動脈硬化やがん、認知症、免疫力の低下なども、酸素の取り込みに問題が生じていることが実証されています。

　この問題の解決こそが健康寿命の延伸と健やかな健康ライフを送るという考えのもと、明治時代からの伝統と屈指の溶接技術を誇った弊社は、単なる酸素ルーム製造会社から、さらなる脱皮を試み、治験という化学調味料を加えるため、関係各位との共同研究を必要とし、日本体力医学会に加入し、毎年論文発表を行っております。

## 治験データこそが価値の証し

　日本気圧バルク工業（株）は、日本で初めて「高気圧酸素ルーム」を設計・製造し、自社工場での生産と販売の一貫生産をしております。現在、静岡県内に2ヵ所の溶接工場と藤枝市岡部町にあるアジア最大級1,000坪の検品出荷センターでは高気圧酸素ルーム・カプセルの徹底的な品質管理のもと、熟練の職人がつくり上げた製品を何重にもチェックし、最終段階ではVOC（揮発性有機化合物）検査を行い、皆様に安心してご利用いただける製品づくりに務めております。

　特に、「狭いカプセルの中でただ上を向いて寝ているよりも、広い空間の中で自由な時間を過ごしたい」というユーザーのニーズに応え、よりリラックスできる空間を実現した高気圧酸素ルームは、病院や整骨院をはじめ、気圧サロンやビューティーサロン、大学や実業団、プロのスポーツチームなど、さまざまな分野で活用され、最近では健康維持・増進のために個人で購入されるケースも増えております。

　高気圧酸素ルーム・カプセルのような製品の効果を認知していただくには、実際に使用することで得られたデータを確認していただくことが重要です。そのため京都大学をはじめとする各大学や病院、スポーツセンターなどの協力を仰ぎながらさまざまな酸素ルームにおける実験を行い、その結果を広く公開しています。さらに、その結果を製品の製造に

反映すべく正しい使用法の普及を担った販売方法を遵守しております。

　すでに、これまでがんや糖尿病、高血圧、睡眠時無呼吸症候群、パーキンソン病、不妊症、歯周病など、多分野での効果が発表されており、これらの治験データこそが、製品の価値を知る一番の証しであり、製品製造や使用方法に反映し、少しでも世の役に立てることを念頭にしております。

## 高気圧酸素環境が体力改善に効果

　私たちはふだん、1気圧、20.9％の酸素濃度（平地の場合）という環境の中で生活をしています。気圧を上げれば空気が凝縮されて酸素濃度も上がるため、気圧を高めた酸素ルームやカプセルに入ることで、通常よりも多くの酸素を取り込むことが可能となります。

　血液中の酸素濃度（溶存酸素）が上がり、体の隅々まで酸素が行き渡れば、疲労回復や気力・集中力の増加、ダイエット、睡眠の向上、美肌など、さまざまな効果が期待できるのです。

　ただし、気圧を上げて酸素濃度を高めれば、そのぶん効果も上がるというわけではありません。気圧を2倍、3倍と上げれば酸素濃度も2倍、3倍になりますが、効果は比例せず、逆に副作用を起こしてしまう危険があります。酸素濃度が高すぎると酸素中毒を生じ、過剰な酸素の一部が「活性酸素」となって私たちの体を攻撃します。例えば、2気圧の空間から外界へ出るのは水深10mから一気に水面に出るようなもので、体に大きなダメージを与え、トラブルの原因となってしまうのです。

　京都大学の石原昭彦教授の研究により、酸素ルームや酸素カプセルで使用する場合、気圧は1.25気圧から1.3気圧、酸素濃度は35％から40％酸素が適切だということがわかりました。これを「軽度高気圧酸素」といい、安全でもっとも効果的な気圧と酸素濃度とされています。

## 低気圧酸素ルームでアスリートのパフォーマンスも向上

　軽度高気圧酸素でさまざまな効果が得られる一方で、多くのトップアスリートが低気圧・低酸素となる高地でトレーニングを行っています。酸素濃度の低い高地では溶存酸素が低下し、体に負担がかかります。しかし、しばらくすると体は環境に適した酸素濃度を確保するために血液中の赤血球数を増やし、ヘモグロビンに結合する酸素（結合酸素）を増やして、酸素運搬能力やエネルギーの生産能力を高めます。これが「高地順化」で、平地に戻ると以前よりも酸素の運搬能力や筋肉での酸素消費能力がアップしているためパフォーマンスが向上する、という仕組みです。

　高地トレーニングはこうした体の適応力を活かしてアスリートのパフォーマンス向上を目指すものですが、海外で行うトレーニングには高地までの往復の費用や時間、時差ぼけなどの問題があります。このような場合も、弊社の低気圧室（WAVEモード）の酸素ルームを使用することで、標高2000m、2500m、3000mの環境をつくり出すことが可能であ

り、わざわざ高地に行くことなく持久力の向上をはかることができます。また、強いプレッシャーによるストレスから自律神経のバランスが乱れ、本番で実力を出し切れない場合は、高気圧酸素ルームで自律神経を安定させるなど、各方面で高気圧、低気圧環境でのいろいろな利用方法が模索されています。

このように、酸素ルームを使って気圧の変動と体に取りこむ酸素量をコントロールすることで、健康維持・増進や免疫力のアップ、疾病対策、パフォーマンスの向上などさまざまな効果が期待されています。

## 今後の展開

人生100年時代といわれる今、私たちのこうした取り組みが皆様方の健康寿命の延伸につながり、より豊かな人生への一助となることができればと今回この教材の制作に参加させていただきました。少しでも目に見えない大切な宝物、酸素のすごい力と重要性を改めて認識して、その効力をフルに活用していただきたいと思います。

今後、一般社団法人日本気圧メディカル協会様と共に共同研究を通じ、これからの高齢社会に貢献できれば幸せです。

## 会社概要

日本気圧バルク工業株式会社
事業内容　　　酸素ルーム・酸素カプセルの研究・開発・製造・販売
代表者名　　　天野英紀
本　社　　　　〒422-8076　静岡県静岡市駿河区八幡3-20-3
主要取引先　　京都大学・中京大学・名古屋大学・神戸大学・トヨタ自動車・
　　　　　　　セブン＆アイホールディングスほか
加盟団体　　　一般社団法人日本体力医学会、一般社団法人日本気圧メディカル協会、
　　　　　　　一般社団法人日本気圧メディカル学会
電話番号　　　054-283-9257（代表）

## お問合わせ

ホームページ　http://o2-capsule-room.co.jp/
E-mail　　　　inquiry@sleepinghouse.com

## 商標・特許一覧

2015年10月2日　　　O2ルーム・商標登録
2018年1月5日　　　OXGEN CAPSULE・O2PLUS・商標登録
2018年4月20日　　　高圧ルーム及び低圧ルーム・特許取得
2018年5月16日　　　高圧ルーム・実用新案取得
2018年8月10日　　　高圧低圧ルーム・特許取得
2018年8月29日　　　高圧ルーム・実用新案取得
2019年1月16日　　　飼育水槽・実用新案取得
2019年1月16日　　　カプセルルーム・実用新案取得

# 目次

**巻頭写真**･･･････････････････････････････････････････････ **2**

いろいろなタイプの酸素ルーム……2

使用法が広がっている酸素ルーム……3

酸素効果の研究・治験が進められている……4

大学・専門学校関係……4

病院・クリニック関係……7

スポーツ関連の酸素ルーム……9

海外からも注目の酸素ルーム……9

健康の増進・維持に使用される酸素ルーム……10

正しい高気圧酸素環境の普及と広報活動……11

**著者プロフィール**･････････････････････････････････････ **12**

**はじめに**･････････････････････････････････････････････ **13**

新型コロナウイルス COVID-19 に対峙するに際して……15

一般社団法人日本気圧メディカル協会概要……19

実証されつつある高気圧酸素環境……20

## 第 1 章　軽度高気圧酸素の仕組みと効果

### Ⅰ. 軽度高気圧酸素の仕組み ･･････････････････････････ **30**

1. 酸素カプセルや酸素ルームは高気圧酸素環境を維持できる……30
2. 軽度高気圧酸素環境で使用する気圧と酸素濃度の関係……30
3. 酸素カプセルや酸素ルーム内の酸素濃度は恐竜時代と同じ……31
4. 高気圧生物圏を考案したカール・ボウ博士……32

### Ⅱ. 軽度高気圧酸素の効果 ･････････････････････････････ **33**

1. 軽度高気圧酸素環境をつくる……33
2. 軽度高気圧酸素環境への滞在で体に変化が生じる……34

(1) 血液がサラサラになる……34

(2) 血液中の酸素が増える……35

3. 血液中の結合酸素と溶存酸素……36

(1) 結合酸素はヘモグロビンに結合する……36

(2) 酸素カプセルや酸素ルームは溶存酸素を増やす……36

4. 抹消での血流が増大する……38
5. 自律神経活動が安定する……38

  6. 無呼吸症候群・乾燥肌・不妊症の症状が改善……40

    (1) 睡眠時無呼吸症候群……40

    (2) 乾燥肌……40

    (3) 不妊症……40

**Ⅲ．酸素カプセル・酸素ルームは健康器具**……………………………… **41**

    Q & A……41

---

## 第2章　高気圧酸素環境の基礎
## 　　　　高気圧酸素環境はがん化やがんの転移・増殖を抑制する

---

**Ⅰ．体の中に酸素を循環するために循環器が発達した**…………… **44**

  1. 太古から私たちの体は酸素を運ぶ機構を鍛えてきた……44

    (1) 兄弟星……44

    (2) 恵まれた地球……44

    (3) 高気圧酸素環境の太古時代……45

  2. 酸素を循環するために赤血球・血管・心臓などの新しい組織ができた……46

    (1) 水の中に溶けている酸素……46

    (2) 砂の城……47

  3. およそ20億年前、地球は酸素で殺菌された……47

    (1) 酸素殺菌……47

    (2) 酸素ジェノサイド……48

  4. 霊長類は活性酸素を処理して寿命を長くできた……48

    (1) 活性酸素とは……48

    (2) 寿命……49

  5. 生物は循環器を発達させ、地球の酸素の減少に対応した……50

    (1) 霊長類の先祖は白亜紀という高気圧酸素環境の中で生まれたのだけれど……50

    (2) 血の赤（青）は命の赤（青）……51

    (3) タンパク質がもったいなくて血管ができた……52

  6. 心臓の進化……53

    (1) 1心房1心室から2心房2心室になる……53

    (2) 動脈と静脈、そして第3の脈管……54

**Ⅱ．組織を生き返らせる「高気圧酸素環境」**………………………… **55**

  1. 高気圧酸素環境は嫌気性菌を減す……55

    (1)100％酸素環境は体を壊す……55

(2) 循環システムの破たんから再生するために……56

(3) どんどん下がる大気圧と酸素分圧……56

2．適切な高気圧酸素環境を取り戻そう……57

(1) 快適な酸素環境とは……57

(2) 放射線壊死に効く軽度高気圧酸素療法……58

(3) 修復のメカニズムには極小血管網の延伸が必要……58

(4) 軽度高気圧装置でも医療用の装置でも効果は変わらないという事実……60

3．医療用の高気圧酸素治療について……60

(1) ガス壊疽……60

(2) 正常組織を生き返らせる高気圧酸素……61

4．より効果の出る「高気圧酸素皮下の療法」の考察と実証例……61

(1) 抗がん剤による下肢浮腫の組織再生の効果……61

(2) 放射線障害……63

(3) 糖尿病性血管障害……63

(4) 疲れ目について……64

## Ⅲ．高気圧酸素環境とがんや多様な病態の関係………………… 65

1．細胞を低酸素にすると挙動が変わる……65

(1) 肝臓がんの病態と治療……65

(2) 低酸素で逃げだす細胞……66

2．低酸素はがんの悪化も促進する……67

(1) 低酸素から逃げられなかったときの細胞の反応……67

(2) 低酸素はがん悪化のメカニズム……67

(3) 腫瘍低酸素を修正すればがんの悪化を防げるのか？……69

3．話題沸騰のがんを治す高気圧酸素環境……71

(1) 高気圧酸素環境とがん……71

(2) コータック（KORTUC）とは！……72

4．高気圧酸素環境はがん免疫を援助する……72

(1) 免疫システムは殲滅機構……72

(2) がん免疫も殲滅システム……73

5．アポトーシスは細胞の資産の継承を司る……73

(1) アポトーシスと壊死……73

(2) 正しいアポトーシス達成にも酸素が必要……74

6．腫瘍低酸素を改善して免疫細胞を活性化しよう……74

(1) 腫瘍の中心壊死……75

(2) 適切な酸素環境と循環が発がんプロセスを抑制する……75

(3) 適切な筋肉運動は免疫系を活性化する……75

7．高気圧酸素療法の多様な病態における有用性……76

(1) 認知症スパイラル……76

　　　(2) 記憶と定着のプロセス……76
　　　(3) 記憶定着の失敗スペクトラム……77
　　　(4) 放射線照射による認知障害は海馬を温存すれば防げる……78
　　　(5) 爆弾脳震盪による PTSD に対する高気圧酸素療法……78
　　8. 自閉症の克服は脳の酸素状態の改善で促進される……79
　　　(1) 自閉症スペクトラム発生の理由……79
　　　(2) 発達障害の克服にも HBO は有用……80
　最後に……82

# 第3章—1　口腔ケアと軽度高気圧濃縮酸素

## Ⅰ．口腔ケアが健康寿命を延ばす　　　84

　　1. 歯の健康と健康寿命……84
　　　(1) 口腔ケアは口腔トラブルを防ぐ……84
　　　(2) 歯が多い人は健康で長生き……84
　　　(3) 口腔ケアの目的と役割……85
　　　(4) 軽度高気圧濃縮酸素環境が口腔ケアを促進する……85
　　　(5) 口腔ケアの方法……86
　　2. 口腔内には多くの細菌が存在する……87
　　　(1) 口腔内の常在菌……87
　　　(2) 虫歯と虫歯菌……87

## Ⅱ．日本人に多い感染症・歯周病　　　88

　　1. 歯周病は生活習慣病……88
　　2. 歯周病菌は酸素を嫌う嫌気性菌……89
　　3. 歯周病が進行するメカニズム……90
　　4. 歯周病の治療方法……91
　　5. 歯周病の外的要因と軽度高気圧濃縮酸素……93
　　　(1) 体の歪みが歯周病を悪化する……93
　　　(2) 食いしばりも歯周病の悪化を招く……94
　　　(3) ボトックスで顎関節症を軽減させる……96
　　6. 歯周組織再生療法と軽度高気圧濃縮酸素……96
　　7. 軽度高気圧濃縮酸素環境はインプラントの定着率を向上……97
　　　(1) インプラントとは……97
　　　(2) インプラントの構造……97
　　　(3) 酸素分圧を上げて骨形成を促進する……98

**Ⅲ．軽度高気圧濃縮酸素環境は全身疾患を改善する**················ **99**
　　1．歯周病は万病のもと……99
　　2．糖尿病……99
　　3．肺炎（誤嚥性肺炎）……101
　　4．脳卒中・心筋梗塞……101
　　5．認知症……102
　　6．無呼吸症候群（SAS）……103
　　7．早産・死産……104
　　まとめ……105
　　コラム　口の中の汚れを意識する……106

# 第3章—2　歯周病と高気圧酸素環境

**Ⅰ．歯周病と軽度高気圧酸素の関係を解く**························· **108**
　　1．健康寿命延伸のための研究……108
　　2．酸素を嫌う性質を利用して歯周病菌を抑制……108
　　3．軽度高気圧酸素環境では溶存酸素量が変動する……109

**Ⅱ．検証実験**······················································· **111**
　　1．嫌気環境で歯周病を培養する……111
　　2．実験1：歯周病菌は酸素の曝露時間に応じて減少する……112
　　3．実験2：軽度高気圧酸素環境は歯周病菌の増殖抑制に有効性がある……113
　　今回の2実験から導き出した結論……114

# 第4章　組織の微小循環の変化と酸素の関わりについて

**Ⅰ．毛細血管の構造とゴースト化の意味**························· **116**
　　1．微小循環とは何か……116
　　2．毛細血管が生命活動を支える……116
　　3．毛細血管の長さは地球の約2周半……118
　　4．毛細血管のゴースト化とは……119

## Ⅱ．毛細血管のゴースト化が招く不調 …………………………………… 121
1. 腎臓で起きるゴースト化……121
2. 糖尿病3大合併症の発症……122
3. 脳梗塞・認知症を引き起こす……123
4. 加齢に伴う病変……124

## Ⅲ．毛細血管構造の観察とゴースト化の改善 ………………………… 125
1. 自分の毛細血管を簡単にチェックする……125
2. ゴースト化した毛細血管はもとに戻せる……126
  (1) 高気圧高酸素ルームの利用……126
  (2) 運動の効果だけでは万能ではない……126
  (3) 毛細血管を3次元で可視化する……127
  (4) 毛細血管の新生・退行因子……127
  (5) 速筋と遅筋……128

## Ⅳ．糖尿病における微小循環障害 ……………………………………… 129
1. $3\mu m$ の毛細血管では赤血球が通れない……129
2. 毛細血管が不安定になると血管が増減する……130
3. 運動をすることで、糖尿病は合併症を予防できる……131
4. 中強度の運動が毛細血管のゴースト化を予防する……133

## Ⅴ．高気圧高酸素環境における骨格筋毛細血管の反応 …………… 134
1. 「血流増加」「代謝上昇」が毛細血管ゴースト化の予防・改善となる……134
2. 圧力を上げると eNOS が上がり、ゴースト化を予防する……135
3. 長時間、高気圧高酸素環境にいると血管年齢が低下……136

## Ⅵ．皮膚を通した炭酸ガス吸収による毛細血管の反応 …………… 137
1. 「ボーア効果曲線」が示す血管のゴースト化の予防……137
2. 二酸化炭素を与えると毛細血管は回復する……138
3. ミトコンドリア新生因子が増える……139

## Ⅶ．高気圧高酸素・高炭酸ガスはゴースト血管を予防できる…… 139

# 第1章

# 軽度高気圧酸素の仕組みと効果

京都大学 大学院人間・環境学研究科
共生人間学専攻認知・行動科学講座 教授

いしはら あきひこ
石原 昭彦

# Ⅰ. 軽度高気圧酸素の仕組み

## 1. 酸素カプセルや酸素ルームは高気圧酸素環境を維持できる

　酸素カプセルや酸素ルームの内部は、高気圧や高濃度酸素の環境を維持することができます。酸素カプセルや酸素ルームに滞在することによって、体の隅々まで酸素を行き届かせることができます。山に登れば気圧が低くなることにより空気が希薄になって、少し動いただけで息苦しくなります。平地であっても、激しい運動をすると酸素不足になります。

　また、睡眠中に無呼吸になって酸素不足になる人がいます（睡眠時無呼吸症候群）。

　これらの反応は危険信号として認められるものですが、単に酸素が少ないということだけではすみません。酸素をたくさん取り込むことで、健康や体力の維持・増進、病気にならない体、アンチエイジング、美容に対する効果にまで幅広く応用できることがわかってきました。

　そこで適切な高気圧酸素による体の変化の仕組みや効果を明らかにするために、これまでに酸素カプセルや酸素ルームをつくり、動物実験をすることでさまざまな基礎研究を行ってきました。糖尿病、糖尿病性白内障、高血圧、関節炎、パーキンソン病などの症状を持つ実験動物を用いて基礎実験を行ってきました。この結果、すでに効果を得ることができた研究成果については人に応用するという段階まで来ています。

　体に酸素をたくさん取り込むために、高気圧で高濃度酸素の環境を維持できる閉鎖環境をつくりました。手術中や手術後、患者さんは酸素マスクを介して酸素を補給します。酸素マスクだけでは高濃度の酸素を取り込もうとしても外気や呼気と混ざってしまうので、体が取り込む酸素濃度は低くなります。しかし、密閉した環境であれば、その環境の中でつくられた高濃度酸素をそのまま取り込むことができます。高濃度酸素は、閉鎖環境のカプセル（1名で滞在）やルーム（複数名で滞在）の気圧を上げていくことで維持します。

## 2. 軽度高気圧酸素環境で使用する気圧と酸素濃度の関係

　日常過ごしている環境での気圧と酸素濃度は、平地の場合で1気圧、20.9パーセント（以下％）です。酸素カプセルや酸素ルームに入って気圧を2倍、3倍と上げていけば、酸素濃度も2倍、3倍と増えていきます。気圧を上げていけば、空気が凝縮されて高濃度の酸素を体に取り込むことができます。すなわち、「気圧の上がり下がりによって、酸素濃度も上がり下がりする」、そして「体の中に取り込まれる酸素量が増えたり減ったりする」ということです。

　酸素カプセルや酸素ルーム内の気圧を上げれば上げるほど、高濃度の酸素を体に取り込むことができます。さらに酸素カプセルや酸素ルームに酸素濃縮器を接続して高濃度酸素

を送れば、より多くの酸素を体に取り込むことができます。酸素濃縮器とは、高濃度の酸素を発生する装置です。しかし、多量の酸素を取り込むことでマイナスの働き（副作用）を生じる可能性があります。例えば、お風呂にお湯を入れ過ぎればあふれ出ますが、体に取り込んだ余分な酸素は体外に排出されません。体に取り込んだ過剰な酸素の一部は、「活性酸素」になって自分の体を攻撃します。

　安全に使用できる適切な高気圧で高濃度酸素のことを「軽度高気圧酸素」といいます。軽度高気圧酸素を維持する装置を使用するためには、体に害を及ぼさない安全な気圧と酸素濃度で使用することが最優先されます。気圧が高すぎると気圧外傷が生じて、鼓膜の損傷、頭、歯や胸の痛みなどの症状を呈します。また、酸素濃度が高すぎると、酸素中毒を生じたり、活性酸素が過剰に発生する可能性が高くなります。

　これまでの研究から、適切な気圧は1.25気圧から1.3気圧、酸素濃度としては35％酸素から40％酸素という数値を導き出しました。この気圧と酸素濃度を「軽度高気圧酸素」といいます。軽度高気圧酸素の環境に滞在することで体への効果を得ることができます。

**気圧と酸素濃度の関係**

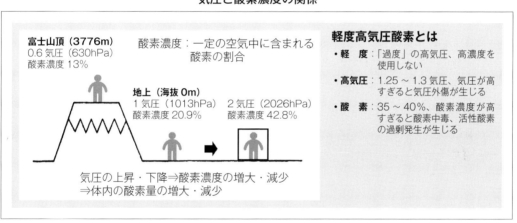

## 3. 酸素カプセルや酸素ルーム内の酸素濃度は恐竜時代と同じ

　軽度高気圧酸素の環境は、約1億年前の中生代のジュラ紀・白亜紀の地球に見出すことができます。ジュラ紀・白亜紀と聞いて頭に浮かぶのは、巨大な恐竜が歩き回り、翼を持った恐竜が空を飛んでいる姿です。恐竜が大きな体をしていた理由は、多くの酸素を取り込んでいたからと考えています。高い山に住んでいる人に長身や太った人が少ないことからも、大気中の酸素量が動物や植物を大きくしたり小さくしたりすると考えています。

　研究を進めていく中で酸素カプセルや酸素ルームで使用している酸素濃度が、恐竜がいた時代の酸素濃度と同程度であることがわかってきました。ジュラ紀以前の地球では、低濃度酸素の環境であった時期がありました。その時期にすべての動植物は絶滅しましたが、

小型で肺機能の優れた恐竜は生き残りました。その後、恐竜は、地球上の酸素が増えるにしたがって巨大化していき、氷河期、地殻変動、隕石の衝突などで恐竜の時代は終わり、やがて人間が出現しました。その頃は今よりも酸素濃度が高く、例えば、イタリアの鉱山で発見された人骨は身長が 3.5 m あり、約 200 歳まで生きたのではないかと考えられています。また、アメリカ・テキサス州のパンサー洞窟で身長が 2.1 m の女性が発見されています。

## 4．高圧生物圏を考案したカール・ボウ博士

　今から 35 年ほど前に考古学者のカール・ボウ博士は、生物を恐竜時代がいた時代の環境（高圧生物圏）に滞在させたらどうなるかを実験するために、高気圧で高濃度酸素を維持できるタンクをつくりました。その結果、ショウジョウバエの寿命は約 3 倍長くなり、5 cm のピラニアは 40 cm の大きさに成長、毒性を持つアメリカマムシは毒を失いました。酸素をたくさん取り込んだ結果、攻撃性を失ったことによると考えられています。

　カール・ボウ博士は、これらの動物実験の結果にもとづいて、人を使用して実験しました。アメリカの NASA の中年男性 3 人に、高圧生物圏で 3 ヵ月間過ごしてもらいました。3 ヵ月後に出てきた 3 人は、髪の毛が黒くなり、シミやしわがなくなっていました。さらに、免疫力が上がっていることがわかりました。このような効用があることがわかったにもかかわらず、カール・ボウ博士の研究は引き継がれませんでした。高圧生物圏で長期間滞在することが苦痛・不便なことによると考えられます。

　長寿社会を迎え、健康や体力の低下、体の不調に悩まされる人が増えています。健康や体力の維持・増進には、運動の継続、漢方の使用やマッサージを行うなどさまざまな方法がありますが、長続きさせることは大変です。そこで、以前に行われていた実験が再検討されました。

　24 時間、365 日にわたって酸素カプセルや酸素ルームに滞在することは生理的、心理的に難しいので、限られた時間で体の酸素を効果的に増やす装置が考案されました。それが、現在使われている酸素カプセルや酸素ルームです。

　酸素カプセルや酸素ルームの中を、いきなり高気圧や高濃度の酸素にすることはできません。また、体は高気圧や高濃度の酸素に直ちに適応するわけではありません。1.25 気圧から 1.3 気圧、35% から 40% 酸素に設定して約 1 時間にわたって滞在することで、さまざまな体の変化が認められています。

# Ⅱ．軽度高気圧酸素の効果

## 1．軽度高気圧酸素環境をつくる

　軽度高気圧酸素の環境をつくるには、密閉した酸素カプセルや酸素ルーム内に空気を流し込みます。酸素カプセルや酸素ルーム内に流し込む空気と流れ出る空気の量を調節して内部を1.25気圧から1.3気圧に維持します。酸素濃度は1気圧で20.9%ですから、1.25気圧になれば26.1%（20.9% × 1.25気圧）、1.3気圧になれば27.2%（20.9% × 1.3気圧）の酸素濃度になります。しかし、十分な効果を得るには、35%から40%の酸素が必要になります。そこで、酸素カプセルや酸素ルームに高濃度の酸素を送り込む「酸素濃縮器」をつけることにより、30%の酸素を酸素カプセルや酸素ルームに送り込みます。30%の酸素を酸素カプセルや酸素ルームに取り込んで、内部を1.25気圧、1.3気圧にすると、内部は37.5%（30% × 1.25気圧）、39%（30% × 1.3気圧）になります。酸素濃度は一気には上がりませんので、内部を37.5%から39%の酸素にするために約1時間の滞在が必要になります。

　酸素カプセルや酸素ルーム内が狭ければ、酸素濃縮器の接続は1台で済みますが、5〜6人が入れる酸素ルームでは複数台の酸素濃縮器が必要になります。

　気圧は時間とともに上がりますが、滞在後の早い時間で一定の数値に達します（図1）。酸素濃度は気圧が上がっている間は急激に上がりますが、気圧が一定になると時間経過とともにゆっくり上がります。安全性を確保するために、必要以上に気圧を上げたり、高濃度の酸素を使うと副作用が生じる可能性があります。

**図1　時間経過にともなう酸素ルーム内の気圧と酸素濃度の変化**

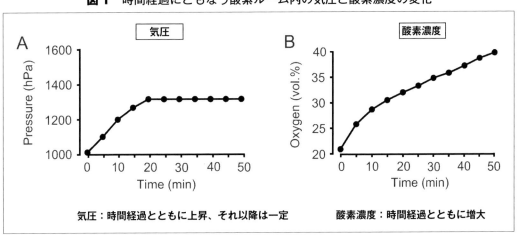

## 2. 軽度高気圧酸素環境への滞在で体に変化が生じる

　軽度高気圧酸素（1.25気圧〜1.3気圧、35%〜40%の酸素）の環境に滞在することで、体には次のような変化が生じることが期待されます。

---

① 血液がサラサラになる　　② 血液中の酸素が増える

③ 末梢で血流速度が増大する　　④ 小径血管が拡張する

⑤ 自律神経活動が安定する

---

　血流を川の流れにたとえると、ミシシッピ川やアマゾン川はゆっくり流れているので水の色は汚い色をしており、さらに蛇行しています。一方、日本の川は急流で流れが速いので汚れがなく、蛇行はみられません。血液が速ければ、血液中の不要物を流してくれます。血流が速いと血液中の水分が血管外へ流れ出ないために浮腫むことがありません。ヒトは老化とともに、心臓の機能やふくらはぎの筋肉が血液を心臓に戻す力（筋ポンプ）が落ちていきます。それを老化現象として諦めるのではなく、血液の流れを速くすることが大切です。

　糖尿病では、最初に損傷するのは微細な動脈や毛細血管です。それらの血管が損傷すると失明、腎不全、末梢神経障害などになります。気づいたときには手遅れになっていることが多いので、軽度高気圧酸素の環境を利用して体の酸素を増やして、末梢での血液の流れを良くすることが大切です。さらに、うつ病、車に乗ると性格が変わるヒト、いつもイライラしているヒト、極度に緊張して人前で話せないヒト、本番で好成績を出せないスポーツ選手などは、いずれも自律神経活動が乱れています。それらの予防・改善に軽度高気圧酸素が役立つことがわかってきました。

## （1）血液がサラサラになる

　血液中の酸素は血液をサラサラにします。次ページ図2の左側Aは酸素カプセルに滞在する前、右側Bは滞在後です。Aでは、血液がドロドロしています。末梢では血管が細くなるので、酸素を含んだ赤血球は手先、足先、心臓、脳、目の先まで流れていくことが難しくなります。一方、Bでは、赤血球がばらばらになり血液がサラサラになっています。

　軽度高気圧酸素の環境に滞在することでサラサラした血液の状態を維持することができます。Aの写真には、ドーナッツのように中央が白くなっている赤血球があります。

　これは、赤血球の酸素が不足していることを示しています。

　赤血球にはヘモグロビンが含まれており、酸素を結合して全身に酸素を運んでいます(結合酸素)。貧血の女性の血液は、このような赤血球が多くみられます。また、健康な人であっ

ても、高山に登ったり、無呼吸症になったりすると、酸素が不足して赤血球がドーナツの
ようになります。

### 図2　酸素ルームに滞在前後での血液性状

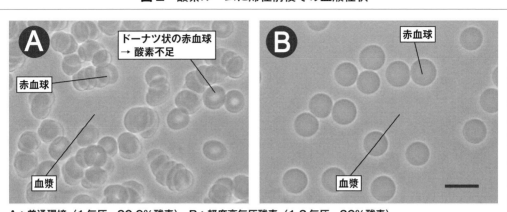

A：普通環境（1 気圧、20.9%酸素）、B：軽度高気圧酸素（1.3 気圧、36%酸素）。
B のスケール（横線）は 10μm

## （2）血液中の酸素が増える

　病院で手術後に手の指につけるのが血中酸素飽和度測定装置であり、結合酸素の含有量
を相対値で確認する計器です。血中酸素飽和度測定装置の最大値は 100% です。これを装
着して富士山の頂上に行くと 80% まで落ちます。無呼吸症候群の人は、無呼吸になった
ときは 80% まで落ちます。血中酸素飽和度測定装置を装着して酸素カプセルや酸素ルー
ムに入り、開始前、15 分、30 分と 15 分ごとに血中酸素飽和度を測ると時間経過とともに
増加していきます（図3）。一方、安静時脈拍数は減少していきます。

　体を循環する酸素が増えると心臓は急いで動いて酸素を送る必要がなくなります。

### 図3　血中の酸素が増大する

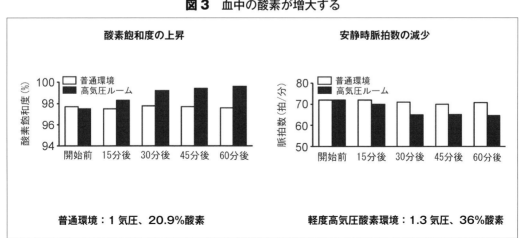

## 3. 血液中の結合酸素と溶存酸素

## （1）結合酸素はヘモグロビンに結合する

　人間の心臓は、生涯で約 27 億回拍動する（脈打つ）といわれています。つまり、速く脈を打つ人は早く寿命を全うすることになります。健康で長寿の人は、脈拍が少ないことになります。肥満、高血圧、糖尿病、高脂血症の人の心臓の心室の壁が厚く（心肥大）、その割には血液を少ししか流さないので、脈を打つ回数を増やすことにより全身に流れる血液量を確保します。酸素カプセルや酸素ルームに入って酸素と末梢での血流を増やすことが良いと思われます。

　赤血球中のヘモグロビンを増やすために、スポーツ選手は高地トレーニングを行います。高地では酸素濃度が低くなるために、体は酸素を取り込みにくくなり、血中の酸素量が低下します。そこで、体は環境に適応した酸素量を確保しようとして、体内のヘモグロビンを増加させて、結合酸素、つまりヘモグロビンに結合する酸素を増やします（高地順化）。

## （2）酸素カプセルや酸素ルームは溶存酸素を増やす

　ヘモグロビンに結合する結合酸素とは異なり、酸素カプセルや酸素ルームに滞在することによって「溶存酸素」が増えます。溶存酸素とは血液（血しょう）中に溶解している酸素です。

　炭酸飲料水の栓を開けると炭酸が勢いよくシュワーと出てきます。それは、飲料水に炭酸を押し付けて（圧力によって）、炭酸を溶け込ませているからです。密閉された酸素カプセルや酸素ルーム内に空気を押し込むことによって圧力を上げれば、血液中に酸素が溶け込みます。溶存酸素を増やすには、気圧や酸素濃度を上げる必要があります。気圧と酸素濃度の両方を上げることで効率はよくなります。

　酸素カプセルや酸素ルームへの滞在で増えた溶存酸素は血液中の血しょうに溶け込んでいるので、血管が細くても血液がドロドロしていても末端まで運ばれていきます。

　体の中で早く老化するのは目、鼻、生殖器です。これらは細い血管が多数分布しており、細い血管の多いところから老化していくことによります。また、糖尿病になると、年齢には関係なく末梢の細い血管から損傷していきます。やがて失明したり腎臓が壊れますが、自覚症状がないので末期になるまで気づきません。したがって、自覚症状がなくても日ごろから酸素カプセルや酸素ルームの使用を継続するのがよいと思います。

　溶存酸素は血しょう中に溶け込んでいて、体の隅々まで移動できます。ただし、1 気圧で 20.9 ％ の酸素の環境では、溶存酸素は結合酸素の数 ％ 程度しか溶け込んでいません。一方、気圧や酸素濃度を上げると、溶存酸素が血液中に溶け込みます。血液中の溶存酸素量を測定するのは難しいですが、水質検査をするときに水中の酸素濃度を検査する装置

で測定すると、気圧と酸素濃度が上がることによって1ℓの水に溶け込む溶存酸素が24%増えていることがわかりました（下図4）。酸素カプセルや酸素ルームへの滞在だけが溶存酸素を増やします。

### 図4　水分中に含まれる溶存酸素量の測定

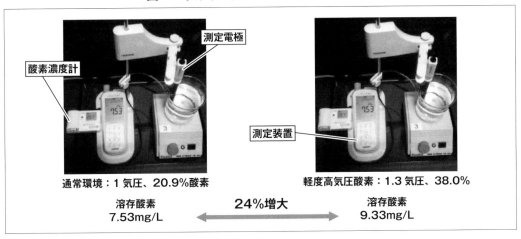

上図4の実験は血液ではなく水を用いましたが、人の血液はより多くの溶存酸素を取り込みます。例えば、体重60kgの人では、血液中に結合酸素は約800 mL存在します。軽度高気圧酸素の環境に滞在しても17 mL（血中酸素飽和度が98%から100%になった場合）しか増えません。一方、溶存酸素は約15 mL（結合酸素の約2%）しか血液中に溶け込んでいませんが、軽度高気圧酸素に滞在すると36 mL（2.4倍）に増大します。

　表1は、気圧と酸素濃度を上げた場合に溶存酸素を取り込める割合を示しています。気圧または酸素濃度だけを上げるよりも、気圧および酸素濃度を上げることにより効果的に溶存酸素量を増やすことができます。

### 表1　気圧、酸素濃度と溶存酸素量の関係

| 気圧 (ATA) | 酸素濃度 (%) | 溶存酸素 |
|---|---|---|
| 1 | 20.9 | 1 |
| 1.25 | | 1.9 倍 |
| 1.3 | | 2.1 倍 |
| | 35.0 | 2.0 倍 |
| | 40.0 | 2.4 倍 |
| 1.25 | 35.0 | 2.7 倍 |
| 1.25 | 40.0 | 3.2 倍 |
| 1.3 | 35.0 | 2.8 倍 |
| 1.3 | 40.0 | 3.3 倍 |

## 4．末梢での血流が増大する

　下図5は、普通の環境と軽度高気圧酸素の環境での末梢の血流量を比較したものです。高気圧ルームでは時間の経過にともなって血流量が増大しています。最初に気圧が上がることで交感神経が積極的に活動して、血管が縮小することで血流の速度を上昇させます。血管が細くなったところに同じ量の血液を流そうとするために血流が上がることによります。さらに時間が経つと体の酸素が増えると同時に二酸化炭素も増えます。

　二酸化酸素には血管を拡張する作用があり、血管が拡張して血流が流れやすくなります。最初は血管を縮小して血流を速くして、その後は血管が拡張して血流を多くすると考えられます。

**図5　時間経過にともなう酸素ルーム内での末梢血流量**

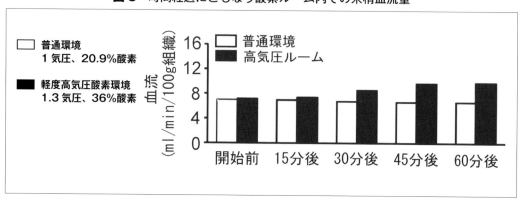

## 5．自律神経活動が安定する

　軽度高気圧酸素への滞在は、自律神経活動を安定させます。自律神経活動は、イライラ（情緒不安定）、更年期障害、うつ病などで乱れます。自律神経には「交感神経」と「副交感神経」があり、普通はそれらがバランスよく活動しています。

　例えば、勉強に集中したり、運動により活動的な状態になると交感神経が優位に活動します。しかし、このようにエンジンを吹かしてばかりいると壊れてしまいます。それを防ぐために活動するのが副交感神経です。音楽を聴いてリラックスしたときや、食事後や睡眠中には副交感神経が活動します。交感神経と副交感神経がリズムを取って活動することで、健康な生活を維持しています。

　この活動リズムに狂いが生ずると気力の低下、倦怠感、夏バテ、更年期障害、うつ病などの症状が起こります。これらを「自律神経失調症」といいます。これらの症状は、体にも影響を及ぼしますから軽視できません。

　自律神経活動の測定は難しく、専用の測定装置が必要です。心電図の波形から「RR間隔」を解析することにより測定します。心臓の心室と呼ばれる部分が収縮して血液を心臓から送り出すときに発生する一番鋭い電気信号にはRという名前がついており、RからRまでの長さのことをRR間隔といいます。RR間隔を数分測定してどのくらいの「揺らぎ」があるかを分析します。

　心臓の動きには、揺らぎがあるほうが良いことになります。呼吸とともにうまく揺らいでいれば、自律神経もうまく活動していることになります。糖尿病、高血圧やうつ病になると、電波時計のように狂いもない心臓の活動を繰り返します。

　このかすかな揺らぎをコンピュータで分析して、分母に副交感神経の活動量、分子に交感神経の活動量を置いて数値（CCVTP）を出すと、健康な場合は1から2の範囲になります。しかし、交感神経活動が高くなると数値が上がります。逆に、うつ病の場合は1より低い数値を示し、0.1くらいになることも珍しくありません。

　軽度高気圧酸素に滞在することで自律神経活動が改善し、滞在する前の数値が6、7の人は、1回滞在しただけで2近くに下がります（下図6参照）。

## 図6　自律神経活動が安定する

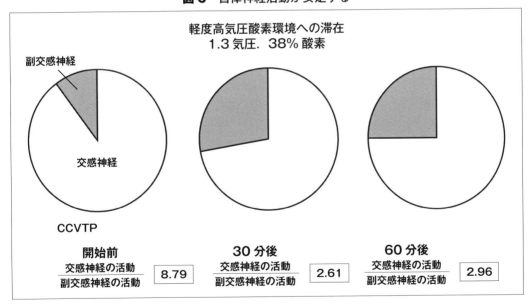

＊心拍変動の測定：1から2が自律神経活動の正常値。1以下は副交感神経、2以上は交感神経の活動が優位

## 6．無呼吸症候群・乾燥肌・不妊症の症状が改善

これまでの人を使用した研究で改善が認められた症例を3例あげます。

### （1）睡眠時無呼吸症候群

酸素飽和度測定装置を装着して睡眠すると、正常な人では酸素飽和度も安静時脈拍数も一定しています。しかし、無呼吸症になると1～2時間でいびきをかきだして何度も呼吸が止まる状態を繰り返します。これでは体が休まらないので、朝起きても疲れが取れていません。

昼間に酸素カプセルや酸素ルームを使用して酸素を増やしておくことで無呼吸症候群を軽減できます。しかし、酸素カプセルや酸素ルームを使用しての完治は難しいのです。無呼吸症になる原因が、気道が細くなっている気道の構造によることにあるからです。昼間に定期的に滞在することで、無呼吸の程度を軽減させることができますが、形態的な変化は軽度高気圧酸素により戻すことはできません。今後、気道が細くなるという形態的な変化を持つ人は増えてくると考えられます。現代人は、煮る、焼く、蒸すことで硬いものを食べなくなり、さらに顎の使用頻度が減ることが原因と思われます。

### （2）乾燥肌

乾燥肌の原因に血流の低下があります。これを酸素カプセルや酸素ルームへの滞在で改善することができます。子どものころから長年にわたって保湿クリームを塗り続けていた女性は、1日ごとに計7回酸素ルームに滞在しただけで乾燥肌が軽減しました。これは、体質が変わったことによると考えています。

### （3）不妊症

長い間、不妊治療をしても子どもを授からなかった女性が、半年間に渡って酸素カプセルや酸素ルームを使用することで54人のうちの17人が子どもを授かりました。

現代の女性が炊事、洗濯、掃除に文明の利器を使い、体を使わなくなったことによる代謝の低下が原因と考えられます。子宮や卵巣への血流が減少することにより、受精卵を着床させたり、生育させることが難しいことが不妊の原因のひとつと考えています。軽度高気圧酸素環境による末梢血管の血流の改善により妊娠率を上げることができると期待されます。

# Ⅲ．酸素カプセル・酸素ルームは健康器具

　便利な生活に慣れて体を使わなくなった現代人ですが、食生活の乱れも健康を害す大きな原因になっています。豊かになった日本人は週末にはバイキングなどに行き食べ過ぎとなり、また普段は化学調味料などを多く使用した食事をしています。

　その結果、以前は成人病と呼ばれていた糖尿病や高血圧が子どもや高齢者にまで広がって、今では生活習慣病といわれています。また、認知症になる高齢者が急増しています。こうした人々が軽度高気圧酸素環境を利用して健康や体力を取り戻すことができれば、健康寿命を延ばすことになり、国の医療費負担も軽減されます。

　今後は、健康増進を目指す高齢者に酸素カプセルや酸素ルームを使用していただくことを考えています。物忘れがなくなった、肌がつやつやしてきた、元気になったという高齢者が増えることを期待しています。

　酸素カプセルや酸素ルームは高齢者の方、身体障害者の方、ケガをした方など誰でも使用できます。使用に際しては、軽度高気圧酸素の環境を必ず守ってください。

　病院には2気圧、100%酸素の高気圧酸素治療装置（医療装置）があります。これは、使用する気圧や酸素濃度が高く、治療を目的として使用されています。一方、酸素カプセルやルームでは軽度高気圧酸素の環境を維持するために気圧（1.25気圧～1.3気圧）と酸素濃度（35%～40%）を維持します。高気圧酸素治療とは異なりますので、この気圧と酸素濃度を必ず守ってください。

　酸素カプセルや酸素ルームは健康器具です。健康、体力の維持・向上を目的とします。病気が治るという治療行為を目的にした装置であるとはいえません。軽度高気圧酸素に関して多くの研究を行い、研究成果は論文としてまとめられています。今後、さらに研究が進めば、認知度も高まり幅広く普及すると期待されます。

## Q&A

Q：**一晩中酸素カプセル・ルームに入ることは可能ですか？**

A：可能です。一流スポーツ選手で酸素カプセルや酸素ルーム内で睡眠している人がいます。しかし、生理学的にみると1時間程度滞在すれば、それ以上滞在しても体の中の酸素は増えません。また、酸素を多く取り込むから活性酸素が増えるのではという心配もありますが、酸素濃度が一定以上に高くならなければ、酸素中毒とか活性酸素が過剰に発生する副作用が生じることはありません。

　朝まで滞在していた理由は、朝まで滞在することによってより効果を得ることを期待しているのではなく、長時間にわたって滞在することで長く滞在したという自覚、

自信が持てることによります。これだけ長い時間、滞在したのだから効果があると自覚することを重視しているようです。

　酸素カプセルや酸素ルーム内の酸素濃度を40％に設定しますが、操作の誤りで50％になったとしても1回の滞在だけで活性酸素により体が傷つくようなことはないと考えます。規定以上の高濃度の酸素で何回も使用していれば、副作用が生じる可能性は高くなると考えます。酸素カプセルや酸素ルームに長く滞在しても体への安全は維持されます。

　酸素濃度は時間とともに増加しますが、いつまでも上がり続けません。酸素濃度が心配ならば、酸素濃度測定装置を購入して酸素カプセルや酸素ルームで酸素濃度をモニターするのがよいでしょう。

**Q：酸素カプセルや酸素ルームに滞在することで血流が増大して指先の温度が上がるということですが、低体温の人の体温自体が上がるという効果は期待できますか？**

A：期待できます。血流は、酸素、栄養分、そして熱を運びます。低体温の人は血流の改善を期待できます。

**Q：パーキンソン病の患者さんに対し、酸素カプセルや酸素ルームの効果はありますか？**

A：MPTPという薬物を実験用のネズミの背中に打つとパーキンソン病を発症して、綱渡りさせると途中で落ちてしまいます。中脳に黒質線条体という場所があり、そこの神経細胞はドーパミン作動性神経細胞といって、ドーパミンという物質があることで滑らかな運動ができます。パーキンソン病になった人はそのドーパミンがなくなっていきます。ネズミにその薬を背中に毎日打ちます。そうすると、ドーパミンのない神経細胞が増えた動物ができます。

　この動物を1日に3時間、酸素ルームに滞在させます。その後、綱渡りをさせたり、ドラム缶の上へ載せて回転するドラム缶から何秒後に落ちるかを測定して、脳を摘出してドーパミン作動性神経細胞の数を数えます。酸素ルームに滞在させた動物のドーパミン作動性神経細胞の減少は、酸素ルームに滞在させなかった動物よりも低くなり、パーキンソン病の進行が抑制されたことがわかります。

　パーキンソン病の原因として、血流が悪くて代謝が低くなることによりドーパミンが減少すると思われます。酸素カプセルや酸素ルームに滞在して十分な酸素を供給することによりドーパミンの減少が抑えられると考えました。

# 第2章

## 高気圧酸素環境の基礎
## 高気圧酸素環境はがん化や
## がんの転移・増殖を抑制する

北海道大野記念病院副院長
兼 札幌高機能放射線治療センター長

きし　かずし
**岸　和史**

# Ⅰ．体の中に酸素を循環するために循環器が発達した

私たちは地球上で呼吸をして、血を巡らせて生きています。

これはたまたまではなく、非常に偶然性があるのです。

頑張っているのに、なぜ病気になるのでしょうか―。

免疫が破綻する。がんになる。血管が詰まって動けなくなり、脳梗塞になったり、心筋梗塞になったり、ボケたりする。このような問題が何に関係しているのか―。それは「酸素」が関係しているからなのです。

## 1．太古から私たちの体は酸素を運ぶ機構を鍛えてきた

### （1）兄弟星

　私たちは、地球が生まれたとき泥の中から出て進化してきた生き物です。その〝命〟の育みを原始の酸素と気圧の状態にさかのぼって考察していきましょう。まず、星の運命の話しから始めましょう。地球が生まれたときに、実は、地球と兄弟の星があったのです。

　それが「金星」です。

### 星の運命

　金星は今もなお、熱い灼熱の中に置かれています。炎につつまれた灼熱の世界はテレビドラマやSF映画で観ることがありますが、灼熱の中ではどんな生物も生きてはいけません。それは地獄の象徴です。それが金星です。金星が熱すぎる理由は〝太陽に近かった〟それだけです。しかし、金星は地球と同じ成分を持っていて、ほとんど同じ質量の、地球と兄弟の星なのです。金星の大気圧は約90気圧、これは90メートルの深い海底と同じ気圧です。

　地球は1気圧です。この気圧の差は大気圧中の重い炭酸ガスの濃度が、地球では低下してしまったからです。もともと星ができたときの炭酸ガスの濃度は地球も、金星も約96パーセント（以下％）でした。金星はそのままです。地球の炭酸ガスはいったいどこへいったのでしょうか？　0.03％になってしまいました。その代わり、酸素は金星が0.001％です。金星では酸素はほとんど空気の中に混じっていませんが、地球では20.9％あります。

### （2）恵まれた地球

　もともと地球も炭酸ガスの塊で、酸素の少ない星でしたが、太陽と適切な距離のためにできた温度環境の中で、まず、軟らかく大地が循環し、水が湧き、バクテリアができ、酸素が蓄えられ、植物が育ち、今のような環境になりました。46億年前からの命の展開が、

地球でのみ可能だったわけです。金星はストーブの前に近づき過ぎたのです。

**46億年前に生まれた同じ惑星の現在**

| | 金星 | 大気圧 | 地球 | |
|---|---|---|---|---|
| | 90気圧 | **大気圧** | 1気圧 | |
| | 96% | **炭酸ガス** | 0.03% | |
| | 0.001% | **酸素** | 20.96% | |

## 炭酸ガスの減少

　炭酸ガスは地球の中では重たいガスなので沈み、海底に固定され、地表からどんどん減っていきました。これに伴って気圧もどんどん下がってきました（もうこれ以上は下がらないと思いますが）。1億5千年前から6500年前までは、まだ、重い炭酸ガスが多く大気圧も高く、映画『ジュラシック・パーク』（1990年出版された小説をスピルバーグ監督が映画化し全世界で大ヒットした作品）のような恐竜の時代（ジュラ紀・白亜紀）は、大気圧は6〜10気圧くらいありました。

## （3）高気圧酸素環境の太古時代

　では、地球にとって今が一番、酸素が豊かな時代だったのでしょうか。ところが、もっと豊かな時代があったのです。それは地球上に植物がもっと茂って、大きなシダの化け物のような草が繁茂していた時代です。その植物は化石にならず、石油や石灰になりました。

　その植物はたくさんの酸素をつくりました。そのころは、超大型の動物も空を飛んでいました。

　映画『ジュラシック・パーク』はそのような時代を復元しようとしたお話しです。

　今のこの地球の酸素環境と気圧環境では、彼らは空を飛ぶことはおろか生きていくこともできないでしょう。

　首長竜はあれほど首が長くて、なぜ呼吸が成立したか——。答えは酸素がたくさんあり、気圧が高かったからです。気圧が高かったから、翼手竜などの怪鳥が空を飛べたわけです。その当時の6気圧の高気圧、そして36％の酸素濃度という高気圧酸素環境の中で、彼らは生き生きと活動できたわけです（次ページ図参考）。

　しかし、その環境は失われてしまいました。もし、今でもそのような高気圧、高酸素の環境に私たちが還ることができれば、首長竜やほかの超大型の動物がその時代を自由に生きることができたのと同じように現代でも太古のように生き生きと活動できるかもしれま

**高気圧酸素環境に生きる超大型動物**

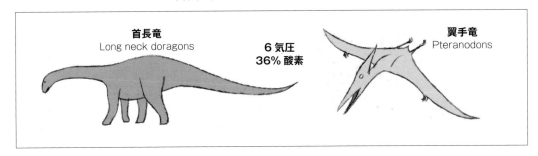

首長竜
Long neck doragons

6 気圧
36% 酸素

翼手竜
Pteranodons

せん。時代とともに地球の環境は変化して気圧と酸素は減少しました。しかし、それに抗（あらが）うように私たちの生命の体が太古の時代からたゆまず鍛えてきたものは、私たちの体内で、酸素を運ぶそのテクニックとシステムなのです。

## 2. 酸素を循環するために赤血球・血管・心臓などの新しい組織ができた

### （1）水の中に溶けている酸素

　私たちの体のおおよそ3分の2が水分です。水の中に酸素が溶けています。この水分を体の隅々まで行きわたらせるのが血液と血管の大事な働きのひとつです。水の中に溶けている酸素を「溶存酸素（ようぞん）」といいます。でも溶存酸素による供給では足りなくなりました。生きていくためにそれを補うようにして、私たちの命の体が一生懸命工夫してこしらえてきたのが赤血球の中の〝ヘモグロビン〟と呼ばれる、効率よく酸素を運搬できるタンパク質です。ヘモグロビンに吸着された酸素が「結合酸素」です。

### ヘンリーの法則

　酸素と気圧の関係は、気圧をたくさんかけて、押し込めば押し込むほど水の中に溶けている溶存酸素も高い気圧に正比例して増えます。気圧が1.3倍なら溶けている酸素の量も1.3倍になります。これを「ヘンリーの法則」といいます（下記の図参照）。

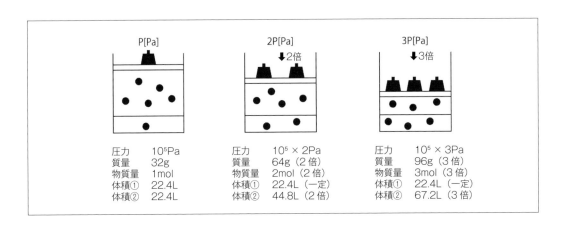

| | P[Pa] | 2P[Pa] | 3P[Pa] |
|---|---|---|---|
| | | ↓2倍 | ↓3倍 |
| 圧力 | 10⁵Pa | 10⁵ × 2Pa | 10⁵ × 3Pa |
| 質量 | 32g | 64g（2倍） | 96g（3倍） |
| 物質量 | 1mol | 2mol（2倍） | 3mol（3倍） |
| 体積① | 22.4L | 22.4L（一定） | 22.4L（一定） |
| 体積② | 22.4L | 44.8L（2倍） | 67.2L（3倍） |

## （2）砂の城

　原始時代の高気圧酸素環境は失われ、物理的に血液中に溶解している酸素はごくわずかになってしまいました。もはやそれだけでは私たちの体は維持できなくなってしまったので、赤血球、その中でヘモグロビンや血液を運ぶ血管や心臓など、さまざまなものが進化の歴史のなかでどんどん発達してきました。それだけ必死になって自分たちの体を何度もつくり直してまで酸素を供給しようとしてきたのです。いかに酸素が私たちの体に必要なのかが進化の歴史からわかります。長い年月をかけて、進化させてきたシステムも太古の歴史からみるとまだ危ない〝にわかづくり〟です。心臓血管の疾病、脳卒中などの私たちの深刻な病気の多くは、そういった新しくできた体内の組織や構造が破綻して起こっています。私たちの体はまだ〝砂上の楼閣〟なのです。

## 3. およそ20億年前、地球は酸素で殺菌された

## （1）酸素殺菌

　地球の歴史は酸素殺菌の歴史でもあるのです。地球上の生命体の発生は、〝タンパク質やアミノ酸の入った小さな袋〟である「コアセルベート」から始まり、それがバクテリアになることから始まります。コアセルベートは遺伝子を持っていませんが、バクテリアは遺伝子を持っています。遺伝子というとすごくレベルの違うもののように思うかもしれませんが、遺伝子の構成成分の塩基（アデニン・グアニン・シトシン・チミン）はアミノ酸の分子構造を疑似した形です。〝袋の中で自然にできてしまった〟と考えられています。

> **先人の言葉**
>
> 　資本論をカール・マルクスと共に書いたドイツの思想家・哲学者フリードリヒ・エンゲルス（1820 〜 1895 年）は「生命はタンパク質の存在形態のひとつだ」という言葉を残しています。遺伝子の分子構造を解明したジェームス・ワトソンが生まれたのは 1928 年です。核酸（遺伝子）はタンパク質の構成成分であるアミノ酸を疑似した形です。哲学者のエンゲルスの言葉からほぼ 1 世紀経ってからワトソンはエンゲルスの言葉を証明したのです。

　その最初のバクテリアを「古細菌（アーキア）」といいます。これはただ、物を分解して生きていきます。例えば、温泉の硫黄の成分を分解してエネルギーを取って生きていくようなものが古細菌です。今は主に地中深くに、あるいは深海に棲んでいるバクテリアです。そのころ（約20億年前）までは大気中の酸素濃度はほとんどゼロでした。

　その後、「真正細菌（ユーバクテリア）」が出現します。その中に光合成でエネルギーを蓄えたり、取り出したりして生きていく仲間が発生しました。このようなバクテリアがいろいろ生まれたのです。

## （2）酸素ジェノサイド

　その中に、光合成で酸素を発生するタイプが出てきました。これが植物の起源です。このシステムは生命のエネルギー源として非常にパワフルでほかのバクテリアの生命力を圧倒します。光合成で酸素がどんどんつくられるようになると、結果地上の酸素が増えます。

　今の100分の1くらいの酸素濃度になったときに、酸素に弱い古細菌は大量に死んでしまいました。新しいバクテリアは酸素をつくるので、自分で酸素を処理する構造を持っていました。でも、古細菌はそのようなものを持っていませんから、酸素の毒性にやられて死んでしまったのです。

　このとき地球は酸素で殺菌されたのです。〝酸素殺菌〟は、大量のばい菌の殺りくを生じたので、皆殺しという意味のジェノサイドという言葉を使って「酸素ジェノサイド」と呼ばれます。空気にさらすと空気中の酸素で嫌気性菌が死にます。これは約20億年前の大事件でした。そして、酸素を消費してエネルギーに転換する器官（ミトコンドリア）を持つ、「真核生物（ユーカリア）」が出現し地上を制覇したのです。

> **真核生物**
>
> 　今まで3種類の生物（細胞）が順にあらわれました。最後に出てきた真核生物は、生まれたときすでにまわりには酸素があり、それを効率的に使うシステムを備えたことで、地上を制覇します。このシステムは、酸素から効率的に安全なエネルギーを取り出す隔離カプセル装置、ミトコンドリア、酸素を強力につくりだす葉緑体、遺伝子に関する作業を行うセキュリティの高い〝細胞核〟という構造物が含まれています。とくにミトコンドリアは古細菌が死んでしまうような危険な毒〝酸素〟を扱い、そこでエネルギーを取り出す原子炉のような機構です。これらの〝技術的発達〟で覇者が誕生するのはまるで産業革命です。

## 4. 霊長類は活性酸素を処理して寿命を長くできた

## （1）活性酸素とは

　活性酸素（Reactive Oxygen Species,ROS）というのは、酸素分子 $O_2$ がより反応性の高い分子に変化したものの総称です。これらには酸素から最初に生成されるスーパーオキシドアニオン（超酸化物 $O_2-$）や酸化力の強い水酸基ラジカル（ヒドロキシラジカル、•OH）が生成されます。生体の中では安定していますが鉄など金属イオンなどと反応してOH-（水酸化物イオン）を生成する過酸化水素（$H_2O_2$）などを含みます。

　酸素をたくさん消費すると、反応性の高い活性酸素が途中でできます。私たちの体の中ですぐに物質を酸化してしまう活性酸素は侵入してきた細菌を殺す免疫機能として働きます。一方では細胞のさまざまな構成物も酸化してしまい傷害を与えようとします。そうして、活性酸素は老化や疾患を引き起こす原因となります。血管や遺伝子がぼろぼろになっ

て深刻な場合は心筋梗塞や動脈硬化、がん発生の引き金にもなるといわれています。そして細胞の中では1日10億個もの活性酸素が発生しています。

## 活性酸素を処理するシステムの進化

しかし、なぜ活性酸素がそんなにたくさんあるのに、私たちは命を長らえることができるのでしょう。ここにまたひとつの進化があります。私たちの体の中には活性酸素を処理するシステムができています。活性酸素を分解する酵素・スパーオキシドディスムターゼ（Superoxide dismutase, SOD）や遺伝子の修復酵素群、そういったものを使えるいろいろな代償機能を発達させて、私たちは永く、より永く生きていけるようになりました。

## (2) 寿命

酸素消費量に対するSODの活性の強さと寿命には相関関係が指摘されています。

体重に対して消費する酸素量が多いネズミ、イヌなどの動物ほど寿命が短くなります。SODのような活性酸素を処理する抗酸化物質とその発生・利用装置群を細胞の中にしっかりと持っているのが霊長類です。霊長とは、つまり長生きをするということです。ヒトは特に、活性酸素の処理機構の多さが際立っています。

体に備わったものを正しく生かすことができれば、私たちは今までの私たちよりもっと長生きできるかもしれません。それが私たちが持って生まれた長寿の命なのです。

## ゴージャスで大きな〝金魚〟

静岡県にある日本気圧バルク工業（株）の実験では、半年くらい酸素ルームに入った金魚は、酸素ルームに入っていない金魚に比べて丸々と大きく輝いているのがわかります。酸素の力が実証された例でしょう（下記写真参照）。

酸素ルームに入った金魚
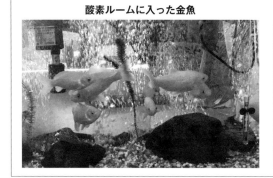

酸素ルームに入っていない金魚
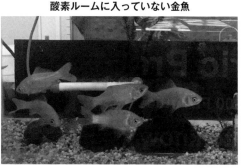

## 5．生物は循環器を発達させ、地球の酸素の減少に対応した

### （1）霊長類の先祖は白亜紀という高気圧酸素環境の中で生まれたのだけれど

　酸素化のバーストの後、しばらくして人類が誕生しますが、そのときまでも、その後も実は地球上の空気中の酸素濃度は増えたり減ったりします。地球の歴史にはいろいろな出来事があります。大きな隕石が落ちてきたり火山の噴火がたて続くと、急に光が届かなくなって、酸素がつくれなくなるというようなことが起こります。水槽の泥をかきまわしたように地球の広い範囲が雲に覆われ、大気中の酸素の爆発的増加と減少が繰り返されます。生き残れず絶滅してしまう生き物も数多くあったでしょう。生き残れたものは、両方の状態に適合しながら進化という「改善」の努力に成功した生き物です。血液と循環器の発達こそ最大の改善の成果なのですが、それはこの後でお話しします。

　私たち霊長類の〝祖先〟の最初の生き物は6500年前（白亜紀後期）に発生したプルガトリウスという哺乳類といわれています。

　この霊長類は非常に酸素の豊かな時代に誕生します。そのすぐ後、酸素が減り、非常につらい目に遭うことになります。その後生き残りのための進化を遂げながら、低酸素や寒冷のあらゆる大打撃を乗り越えて生き残った命の末裔、それが私たちです。


### キャラクターの誕生と淘汰

　少し難しい話になったかもしれません。わかりやすい表現で、振り返ってみます。約5億4000万年前、地球に生まれた生き物は、遺伝子を切ったりつなげたりするシステムを獲得します。遺伝子をほぼ自由にデザインできるようになった〝生き物〟たちは自分の進化を加速しました。これが「カンブリア大爆発」です。カンブリア紀に生物の進化が急激に進み、種類や個体数が増加したことを生物学者は〝バクハツ〟と呼んだのです。

　火山が爆発したのではありません。バクハツしたのは生物学者の頭です。この後、あらゆる生物が爆発的に生き残ろうとして学習しながら進化を遂げていくわけです。


### 生き物の黄金時代

　3億5920年前から2億9900年前の石炭紀に巨大な植物が繁茂し、酸素濃度が35％に上昇し、二畳紀には減るなど急激に変化し、1億9960年前から1億4550年前までのジュラ紀の後、白亜紀には酸素濃度が約21％に達しました。この頃が地球上の生き物の黄金時代です。いろいろな形で、活発に模写された〝命の姿〟のあらゆるバリエーションの中から、環境の変化に対応できた生物のグループが生き残ってきました。深刻な氷河期（23億年前、7.3億円前、6.35億年前）のたびに、酸素やエネルギーを蓄える技術を磨きに磨いて、私たちは生き残ってきたのです。

地球の酸素と二酸化炭素濃度の推移

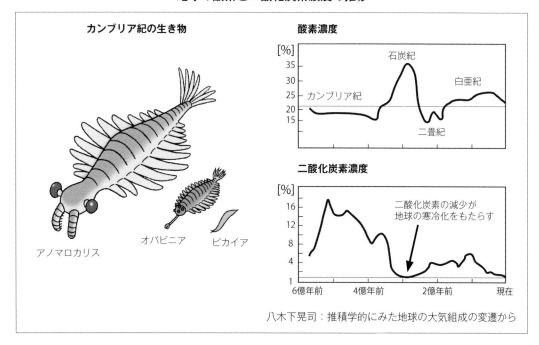

カンブリア紀の生き物

アノマロカリス　オパビニア　ピカイア

酸素濃度

[%]
石炭紀
カンブリア紀
白亜紀
二畳紀

二酸化炭素濃度

[%]
二酸化炭素の減少が
地球の寒冷化をもたらす

6億年前　4億年前　2億年前　現在

八木下晃司：推積学的にみた地球の大気組成の変遷から

## （2）血の赤（青）は命の赤（青）

　次に血液と循環器の進化についてです。酸素を体のすみずみまで届けるシステムを生き物は進化させてきました。ひとつは血液、ひとつはその血液を運ぶ循環器です。

　血液の進化の話をしましょう。動物は酸素の運搬をつかさどるヘモグロビン、ヘモシアニンという呼吸色素があります。赤貝はヘモグロビンを持っているため赤い血液を持っています。ほかの貝の血が赤くないからといって血がないわけではありません。ほかの貝はヘモシアニンという青い色素を持っています。

　ヘモグロビンの鉄は、ヘモシアニンの銅よりも３倍の酸素の運搬能力があり、いわばより効率的な血色素です。同じ貝の仲間なのに、赤貝だけがこの〝新方式〟を採用した種類の生き残りです。ほかの貝類はヘモシアニンという効率の悪い方の血色素を使う種類です。

　効率の良いシステムを採用したはずなのに、「赤貝」類はなぜ貝の世界を制覇していないのか不思議に思う方もいるでしょう。ヘモグロビンはヘムという構造の中に鉄をかこみ、それがグロビンという巨大なタンパク質と結合して安定して機能します。生命にとってタンパク質は大変な努力をしてつくっている貴重な物質です。つまり、無機質であるヘモシアニンよりヘモグロビンは高機能だけれども高コストなのです。

　少し、脱線しますが、貝類はこのように、驚くほどの多様性を持っていて、それが私には生き物が、多様性を保つことによって、多くが絶滅しながらも地球上に生き残ってきた不思議な美しさのように思えて、とても若い頃、貝類の研究に夢中になったことがあります。

　ヘモグロビンもヘモシアニンもそれぞれについても進化の系統樹を持っています。

ヘモシアニンの系統樹をみると、貝もいろんなタイプのヘモシアニンを効率的につくろうとして頑張っています。貝だけではなく、虫も一般的にはヘモシアニンを持っているのですが、系統樹が上がって行くにしたがってヘモグロビンを使うタイプに切り変わっていくようです。興味深いことに、ヘモグロビンの系統樹には動物だけでなく植物も入っています。

## ヘモグロビンの構造

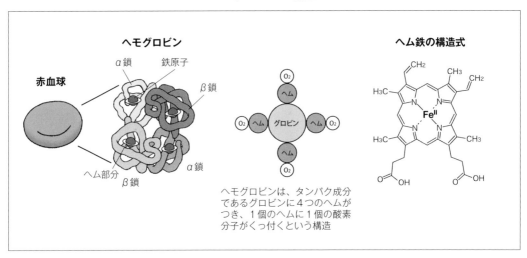

ヘモグロビンは、タンパク成分であるグロビンに4つのヘムがつき、1個のヘムに1個の酸素分子がくっ付くという構造

## （3）タンパク質がもったいなくて血管ができた

　ヘモシアニンと違ってヘモグロビンは一つひとつに大きなグロビンという287個ものアミノ酸をつないだタンパク質を使っています。このグロビンという機能的なタンパク質のおかげで、ヘモグロビンは酸素の多いところでは酸素を積み込み、酸素の少ないところでは酸素をすばやく荷おろしすることができます。

　この高性能なタンパク質を漏らしてしまっては大損です。生き物がヘモシアニンを使っているときは、少々漏れても適当に体の中をお鍋の中のスープのように撹拌して、まわしておけばよかったのですが、ヘモグロビンという高級素材を使い始めると、惜しくなります。一滴も漏らすまいとします。それで閉鎖回路の中で血液をまわし始めます（閉鎖循環系）。こうして血管系というシステムができます。これに対してヘモシアニンを使っている生き物の循環は開放循環系と呼ばれています。

　ヘモグロビンは一生懸命つくった貴重なタンパク質が本当にもったいなくて、血液を閉じ込めてめぐらせる閉鎖循環系という血管システムができたものの、これでは手足をバタバタさせているだけで、全身にまわりません。そこで、効率の良いパワフルなポンプが必要になります。

## 6. 心臓の進化

### （1）1心房1心室から2心房2心室になる

　脊椎動物の心臓の進化をみてみると非常に興味深いことがわかります。それは、脊椎動物には最初は心臓はなく、それらしいものが1心房1心室あるだけで、血管の途中がポンプのような役割を果たしていました（魚類型）。つまり、血管の途中が、きゅっと勝手に締まるだけでした。それだけでもポンプの役目なのですが、逆流してしまいます。やがて逆流しないように弁ができます。すると、一方方向に血液が行くようになって、ポンプで送った血液はスムーズに流れるようになります。

　体が普通の魚のときはエラで酸素をとり込みますので、それでよかったのですが、そこで、空中の方がよりたくさんの酸素を楽にとり込めます。新しい種類のお魚はもっと楽に生きたい、もっと酸素を自由にとり込みたいと、陸に上がり始めます。そしてエラで酸素を吸いとるにはエラに水流を通し続けなければなりません。エンジンに空気をとり込むファンがあるもののまわらない車のようになってしまいます。しかし、そんな常にまわる都合のよいファンはないのでマグロやサメのような大型の魚類は泳ぎ続けなければいけないという、かわいそうな宿命になってしまいました。もっと酸素の濃かった時代は大きな魚たちも、もう少し楽に生きていたのかもしれません。今では〝泳ぎ続けないと死んでしまう〟といわれたマグロたちは弾丸のような形に進化しました。

　陸に上がったお魚たちは肺を持つことにしました。血液を新しい空気にさらして酸素リッチになった血液と戻ってた酸素のない血液を分けて通る必要が出てきたのです。そこで、2心房1心室のシステムを獲得します。（両生類・爬虫類）。そしてついに2心房2心室の今の人間やほかの哺乳類のパターンができました。このようにして、動脈、静脈、心臓からなる私たちの脈管系は発達していきました。

脈管の発達

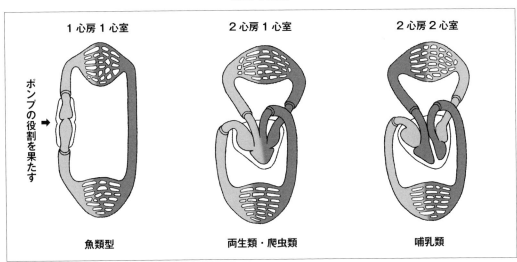

## （2）動脈と静脈、そして第3の脈管

　私たちの体の中の液体を流すパイプのようなシステムを〝脈管〟と呼びます。血液を送り出すときの脈管は動脈、還ってくるときの脈管は静脈とリンパ管です。

　酸素を送り届ける脈管系の働きとして動脈と静脈からなる血管系の成功は第3の脈管の開発につながりました。

　リンパ管は脈管システムの中では一番新しいメンバーで、リンパ管は体の組織の末梢の細かな網の目として発生して、細かな網の目のようなネットワークを形成して、それが体の中心に向かって合流して、最後に胸管になって、まるで川の真水（まみず）の流れが海に戻るように大きな静脈に合流します。動脈から末梢に送られた血液の10〜15%がリンパ液となって戻ります。

　リンパ管には高速道路のサービスエリアのように、ところどころにリンパ節があり、そこでリンパ球を増やすためのスペースを提供しています。リンパ管は最後に、静脈系へ注いで終了します。「どうせ静脈血の中にぶちまけちゃうなら意味がないじゃないか」といいたくなります。リンパ管は第3の脈管です。そのリンパ管の中には免疫を担当するリンパ球が存在します。動脈と静脈という血管系がもともと酸素を運ぶために発達してきたものならリンパ管系は免疫系による支配を維持するために現れたということができます。

　リンパ管系では、女性専用列車のように赤血球も白血球も血小板でさえも入場を拒否されて、唯一リンパ球のような免疫系の細胞がそのハイ・セキュリティの通路の中に入れることが許されます。この免疫系は、酸素があるという前提で設置されています。このハイ・セキュリティの落とし穴は後で述べることにしましょう。

　私たちの体はまだまだ発達途上にあるようです。

### リンパの流れ方

# Ⅱ．組織を生き返らせる「高気圧酸素環境」

## 1. 高気圧酸素環境は嫌気性菌を減す

### （1）100%酸素環境は体を壊す

　日本の医療保険制度と薬事法で定められている「高気圧酸素治療」とは、2気圧という通常よりも高い圧力の部屋で100%酸素を吸入し、体中に酸素を供給することで壊死・創傷などを治す治療法です。

　高い圧力の部屋のことを高気圧治療室（装置）といい、厚生労働省の基準として、「2絶対気圧（大気圧の2倍、水深約10mの圧力）で1時間以上の100%酸素を呼吸すること」を高気圧酸素治療としています。本当に100%酸素を吸収していると体は壊れていきます。

　太古の昔の36%が最大の酸素濃度であり、地球上では一度だって100%酸素が大気にあった時代はありません。なぜそんなおかしな有害な環境を医療として認めてしまったのかというと、これには経緯（いきさつ）があるのです。もともと、非常に重傷の患者さんの治療ために、純酸素を患者さんに吸ってもらったのがこの〝100%酸素を吸収する″という形になったのです。確かに重傷の方の一時的な治療では仕方がないにしても、これは原始大気環境による治療とは似て非なるものです。

　原始大気のすばらしさは〝生き物の黄金時代″の中でお話ししました。その黄金時代は地上の低酸素化によって失われます。生き残った生物たちは、それより工夫や適合をして生きながらえた者たちです。私たちは何とか血液や循環器を発達させて生き残った種類です。でもこの急ごしらえの発達は脆（もろ）さと欠点に満ち、私たちの多くはこの脆さと欠点のために滅びます。

### 循環システムの異常による死亡が増えている

　2018年にWHOが発表した世界全体で5690万人の死亡原因を調査したところ、虚血性心疾患と脳卒中を合わせた死亡数が1520万人、閉塞性肺疾患は300万人、肺がんだけで170万人もの命を奪っています。「循環システム」の異常による死亡が死因の大きな部分を占めています（次ページグラフ参照）。

　死因のトップにある心筋梗塞や脳梗塞も心臓や脳を養う血管の病気です。心臓これ自体が全身に血液を送る巨大なポンプですが、この心臓がどれだけ強靱（きょうじん）でもその心臓を養う血管が壊れると、巨大なポンプが停止し、個体の死につながってしまいます。もともと体の中の酸素環境を保つために発達してきたのが循環システムですが、私たちはそれが破たんして死にます。

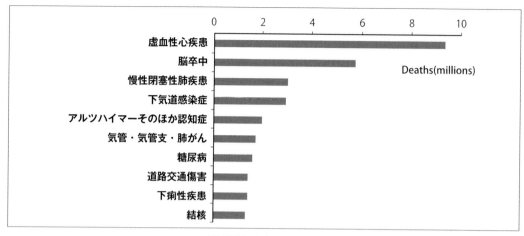

2016年世界死亡原因トップ10

Deaths(millions)

WHO2018年5月発表

## （2）循環システムの破たんから再生するために

　酸素を送る循環システムが、酸素不足によって停止してしまいます。壊れていく循環システムを再生しようとして細胞がどれだけ集まっても、その細胞を養う酸素がなければ永久に再生はできません。循環システムで供給できない酸素も高気圧酸素環境なら供給できます。

　大昔の人々は高気圧酸素環境の中であれ、聖書に書かれているヒトたちのように、とてつもない長生きができたでしょう。残念ながら今の私たちの地球環境は太古のような高気圧酸素環境ではありません。しかし、科学の力でこれに近い環境で過ごすことができます。

　それが適度な高気圧酸素環境を与えるヒーリングルーム、酸素ルームです。

　死亡原因の高位にある病気は前述の虚血性心疾患、脳卒中のほかは肺が壊れてガス交換ができなくなる慢性閉塞性肺疾患（COPD）、感染症、がんです。感染症のあるのもは高酸素環境下では生きていけない嫌気性菌によるものです。歯周病のポケットの中の嫌気性雑菌のように不潔な低酸素環境の中で、それらの病原菌は繁殖しやすく、免疫力の弱くなった宿主の中で病原菌が繁殖し、宿主の体を溶かして蝕む（むしば）ようになります。がんはもともと正常な遺伝子を持っていた細胞が、転写ミスなどによって異常増殖する細胞となり、それが免疫による排除を免れて発生した病態です。低酸素状態は転写ミスを誘発し、修復を阻害し、免疫系の機能不全をもたらすことが知られています。

## （3）どんどん下がる大気圧と酸素分圧

　研究データによると、地球の大気圧はまだどんどん下がっています。「酸素分圧（気体中の体積あたりの酸素量）」が下がれば、さらに私たちは不利な状況になります。大気圧が下がるので温暖化につながり、大気中の二酸化炭素の濃度は産業革命前の1750年の280ppmから2013年には400ppmを超えて、実に40％以上も増えているという発表もなされています（一般社団法人地球温暖化防止全国ネット発表）。

## 2. 適切な高気圧酸素環境を取り戻そう

### （1）快適な酸素環境とは

　このような状況の中、これから私たちの体を守っていくにはどうすればいいのでしょうか。私たちは高気圧酸素環境で私たちの体をリストアすることができます。

　リストアするための環境設備は、酸素カプセルであったり、酸素ルームであったりします。その部屋は2気圧100％の医療用の高気圧酸素治療装置（HBOT）ではなく、大気の酸素環境は軽度高気圧の20％以上、35〜40％までが適しています。その理由は、地球上で私たちの体がその中を通って生きてきたから、それに十分耐えられるからです。よりわかりやすくいえば、それが快適だと思う体になっているからです。

　1億9960億年前から約1億4550億年前までのジュラ紀の後の、白亜紀に地球の酸素濃度は約35％前後に達したことは前に述べました。つまり、それ以上の100％酸素などは地球の生物が経験していない未体験の環境なのです。ですから救急医療で使用している100％酸素の部屋の中にずっといるということは決して推奨しません。高すぎる酸素の毒性によって体が壊れてしまうからです。

　酸素濃度が高すぎて生じる病気は沢山の種類がありますが、医療のつもりで提供した酸素濃度が高すぎて生じる可哀想な疾病に「未熟児網膜症」があります。未熟児の場合は出生時に網膜の血管がまだ眼底のすみずみまで十分に伸びていません。そこに高濃度酸素を与えると、網膜の周辺は血管は来なくてももう十分に酸素は足りているので、血管が来ていないのに、血管を伸ばして欲しいという信号を送らなくなります。その後、高濃度酸素の保育器から出たものの血管が出来ていないし、酸素が来ないし、赤ちゃんの網膜は混乱した異状血管が増殖してしまい、失明にいたるのです。

　今は、未熟児でも保育器の中で酸素モニターを貼ってもらって適切な酸素環境の中で育てるようになっていますが、こういった知識のないとき、未熟児網膜症が頻発した時代がありました。ただし、もともと未熟児は網膜が完成していないので弱く、今でも、酸素の調節以外のいろいろな原因で、未熟児網膜症は発症します。

　もうひとつのよくある障害はICU（集中治療室）で長期間高濃度酸素治療を受けたときの「酸素中毒症（81ページコラム参照）」です。これは、あまりにも沢山の活性酸素が産生されて、その処理を行うSOD（Superoxide dismutase：細胞内に発生した活性酸素を分解する酵素）の処理能力を超えてしまい、細胞や組織が破壊されてしまう病態です。

　ICUで高濃度酸素を長い間使ったときは、肺の障害や心臓の障害が発生しやすくなり、ICUの医師たちは私も含め、そういうことが発生しないように適切な混合気を使って、器内を管理します。

## （2）放射線壊死に効く軽度高気圧酸素療法

　脳腫瘍やがん治療で大きな威力を発揮するのが、放射線治療です。高い治療効果が期待できる反面、放射線の過剰な照射が原因で正常な組織が死んでしまうことを「放射線性壊死」といいます。放射線性壊死は放射線によって微小循環系が破壊されて、その結果組織に酸素が供給されなくなり、無血管野になった組織は極度の低酸素状態となり、組織は修復も治癒もしなくなる放射線障害の状態です。これは放射線療法の副作用ですが、それに対する唯一無害で効果的な治療が高気圧酸素療法です。ほかにステロイド治療という方法がありますが、感染に対する防御が弱められるために、ステロイド治療には感染しやすくなるという副作用があります。また、ステロイドは腫瘍免疫も弱めてしまいます。

　私の居る病院北海道大野記念病院では2016年から最先端の機器をとりそろえた「札幌高機能放射治療センター（SAFRA）」を開設し、陽子治療、トモセラピー、サイバーナイフという高精度で高機能な放射線治療機器を導入し、全身がんに対する治療を提供しています。海外からも多くの方がみえていますので2018年には日本国際病院のお墨付きをいただきました。このように国内外のほかの医療機関からの紹介も沢山いただくのですが、実は「放射線壊死」になったのでどうしたらよいかという相談もいただきます。私たちの施設にそのような医療用の高気圧酸素治療室も2台揃えて放射線壊死がみられる患者さんに医療用の高気圧酸素治療室に入ってもらうこともあります。その場合は長期間でなく規定の時間を守って、100％で2気圧です。毎日のときもあれば、週に2〜3回のときもありますが、それまで何をしても治らなかったがんこな放射性壊死が治ってまいります。

　そんなときに、私はある患者さんに出会ったのです。放射壊死を起こしている患者さんで私は医療用の高気圧をすすめました。ところが、患者さんは鍼灸院に置いてある軽度高気圧のカプセルに入り、4日後に治ってしまったのです。私は驚きました。自分は米国留学で基礎医学の科学的研究をしていたことを思い出し、それから軽度高気圧がなぜこんなにも自然に効くのかという科学的な疑問に挑戦しました。

## （3）修復のメカニズムには極小血管網の延伸が必要

　体の抹消組織が低酸素状態のとき、その組織は酸素を供給してくれる血管を増やそうとして、血管を増殖させる因子をたくさん放出します。血管を増殖させる因子には、血管内皮増殖因子（VEGF）をはじめとするさまざまな成長因子（Growth factor）があります。

　VEGFは血管の内側の細胞を増殖させ、増えた血管内皮は血管のない所へ遊走していき、そこでお互いを探し見つけて結合し合って〝くだ〟を形成しようとします。その〝くだ〟が開通して中を血液が通るようになって初めてそれが新しい血管となり、それまで酸素や栄養の届かなかった無血管野の部分も、生きた組織として活動しはじめます。

　しかし、ひどい低酸素状態なら血管内皮細胞を増やすだけで血管はできません。無血管野に遊走した内皮細胞が生きていけなければ、お互いを見つけことも〝くだ〟をつくることもできません。次ページのイラストをご覧ください。ある研究のレポートです。放射線

障害の部位に血管のない所があります。まわりには血管があります。治療もまだはじめていません①。18回の高気圧酸素治療を施したところ、血管が中に向かって生えようとしています②。ですが、高気圧酸素治療をはじめなければ、ずっと血管はないままです。なぜなら血管をつくる血管内皮細胞が無血管野の中に入っていっても最低限の酸素がなければ低酸素で死んでしまうからです。酸素分圧が2〜3ｍｍHg以下なら、血管内皮細胞が増殖することはおろか生きていくこともできないのです。この状態はまさにいつまでも治ることのない放射線性障害の特徴のひとつです。

　低酸素状態を高気圧酸素環境にして血管内皮が生きていける程度の酸素がある環境にしてやると、無血管野の中にも循環を可能にする血管が生まれます。さらに24回の治療でみられるように十分な酸素が補われると放射線障害は治癒の方向にすすむことになります③。高気圧酸素治療は〝いつまでも治ることのない無血管野〟すら、蘇らせることができるのです。

## 酸素は無血管野での血管密度の増加を促進する

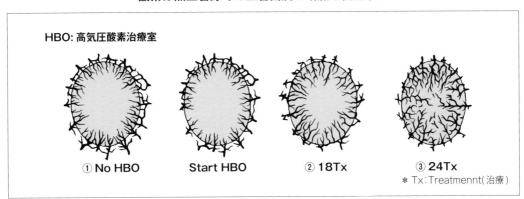

HBO: 高気圧酸素治療室

① No HBO　　Start HBO　　② 18Tx　　③ 24Tx

＊Tx：Treatmennt(治療)

　この治癒のメカニズムは、糖尿病であっても、ほかの病気であっても同じです。修復のメカニズムには微小血管の延伸が必要です。その延伸は、極度の低酸素では不可能です。しかし少しの酸素（血管内皮細胞が息を殺して無血管野に侵入して互いをみつけてループになる〝くだ〟をつくるための最低限の酸素環境）があれば可能です。ところがその僅かな酸素すらないために、糖尿病性血管障害やたばこの吸い過ぎによるバージャー病（動脈が炎症で狭くなり、血液の流れが悪くなる病気）などで足を失ったりしてしまいます。

　重要なことは、そのときに、足を切ることが治療ではなく、まずは組織を治すことが治療ということです。教科書にはこの病気で、重症のときには「足を切断」と書いてありますが、それは大きな損失です。できるだけの努力をして足を残すべきです。成長する組織まで切り捨てて失ってしまうべきではありません。ヒトのからだは必ず治癒しようとします。私たちはどんなときでもまず「残す」そして「戻す」という努力をしなければなりません。切って捨てる外科医療はやがてなくなり、再生させる医療に生まれ変わるでしょうが、まだ私たちの知識の統合ができていないために、多くの疾患に対して実践的には今は組織を生かして再生させるということが十分にできていないのが現状です。

## （4）軽度高気圧装置でも医療用の装置でも効果は変わらないという事実

　医療用の高気圧酸素療法は2気圧で、100％の酸素を使います。その環境が効果を生みだすというように教科書に書いてあり、私もそういう風に学んできました。最近それが1.3気圧程度の軽度高気圧でも同じだということがわかりました。

　軽度高気圧とは1.3〜1.5気圧、20〜40％（35〜40％最適）の酸素環境をいいます。〝医療用〟というブランドの高気圧環境だけが効果があると思っていた、多くのヒトたちは、医療用の高気圧には意味がなかったのだと失望し、あるヒトたちはその研究は誤りだとさえいいました。真実は軽度でも十分、理論どおり効果があるということをいっているのです。論文を読めば現実に、どちらでも同じような効果が報告されています。

　その論文では放射線による直腸障害に対する治療（軽度高気圧療法）で6例中6例が改善し、医療用高気圧酸素療法の6例も同じように改善しました。


### 3. 医療用の高気圧酸素治療について

　先に医療用の高気圧酵素治療も、民生用レベルの軽度高気圧酵素治療でも、放射線障害に対する有効性に差がない、と述べましたが、この章では日本で保険適用になっている医療用の高気圧酸素治療の種類についてまとめます。


### （1）ガス壊疽（えそ）

　まずガス壊疽の治療を例にとって話しましょう。ガス壊疽は、傷口などにガス産生性の嫌気性細菌が入って感染性の炎症を起こし、脂肪や筋肉などの組織がばい菌に食べられて、壊され、分解されてガスを発生し、パンパンにガスで腫れ上がり悪臭を放ち、死に至ることもある感染症です。

　手足などがガス壊疽に陥ると、抗生剤を点滴投与しても血管が循環していませんから到達しません。腫れている局所に注射したとしても、循環していないので注射したところに溜まるだけで周囲に効果がおよびません。循環が十分でないときの治療は「じゃあ、足を切ろう」などになってしまいます。高気圧酸素治療は「足を切る」のではなく、「まずは酸素で殺菌する」を提供します。このガス壊疽の治療には酸素が入ること以外に気圧がかかることにも大きな役割があります。

　外からかかる高気圧はリンパや静脈の流れを改善して末梢の浮腫（ふしゅ）（むくみ）を改善します。それによって停滞していた循環状態が回復し、酸素と栄養の豊かな血液の循環が戻り、傷んだ組織の修復が促進します。

　高気圧による循環の改善作用は、たとえば事故で足を挫いて（くじ）しまったような病態の治療にも有効です。このように病態には高気圧であること、高酸素であることの両方があいまって治療効果をもたらします。

## （2）正常組織を生き返らせる高気圧酸素

　ほかに適する病態として、減圧症（潜水病）、ショック、腸閉そくなどがあります。

　前述したように高気圧酸素療法は低酸素であえいでいる組織を生き延びさせたり、無血管野を修復したりして、いわば組織を生き返らせることができる治療法です。高気圧酸素療法は急性の低酸素性の非常事態の中、少しでも正常組織を生き残したいときに役立ちます。この基本に立つと私たち日常の慢性的な状況を改善できることがわかります。

　海外ではもっと広範な適用が考えられています。ALS（筋萎縮性側索硬化症）、それからADD（注意欠陥障害）、ADHD（注意欠陥多動性障害）など発達障害の治療にも適用されています。また、アルツハイマー病、自閉症の治療にも用いられています。ほかに感染症、免疫障害、がん、多発性硬化症（MS = multiple sclerosis）、貧血、スポーツ外傷、脊髄損傷などにも使われています。

　世界中で高気圧酸素療法を利用している人々が増加し、良好な効果の報告が相次ぎ、高気圧酸素療法に関する検索可能な情報量は1年間で10倍になりました。

## 4. より効果の出る「高気圧酸素皮下の療法」の考察と実証例

## （1）抗がん剤による下肢浮腫の組織再生の効果

　次ページ上段の写真は私が治療したがん患者さんの下肢のX線CT画像です。よく見ると網のようなものが皮膚の下に広がっています。この網のようみえるのは皮下の脂肪組織と脂肪組織の間に溜まった微小循環が障害された浮腫で、余計な抗がん剤を使っていると、生じやすくなります。この方は静脈やリンパ管が障害され、ご本人の表現では〝両足がパンパンに腫れてカチカチになり、足の先から汁（しる）が出てくるようになった″とのことです。

　微小血管の修復のメカニズムの解説で触れたように、血管（この方の場合はリンパ管を含みます）がもう生えてこない状態に陥ってしまいました。抗がん剤によってもたらされる浮腫にはほかのパターンもあります。例えば、末梢の神経が障害された結果、静脈やリンパ管に働くポンプ作用が麻痺して弛緩してしまって生じる浮腫もあります。

　〝パンパンに腫れた状態が硬くカチカチになっただけでなく″血液もなくなり、色も暗紫色になり、皮膚はヒビ割れて、足の指先のしわや割れ目から外傷もないのに透明の体液（組織間液）がリンパ管から帰れなくて浸み出しました。

　この方は高気圧酸素の部屋に何回か入ると、この症状も改善しました。治療後の写真では足も細くなり網の目も減少しています。高気圧酸素療法はまず最初に圧で水を帰るべきところに押し出して戻してやり、スマートになった組織の間で血流がスムーズに通りやすくなるようにします。そして同時に酸欠だった組織の細胞に酸素分圧を高めることによって酸素が届くようにします。組織に酸素と栄養が行き届くと、消えた血管やリンパ管組織が再生され、好循環するようになり深刻な浮腫が解消されます。

## 抗がん剤による下腿浮腫の変化

| 2017年4月4日 | 2017年9月1日 |
| --- | --- |
| 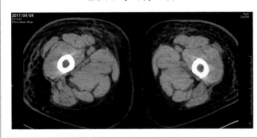 | 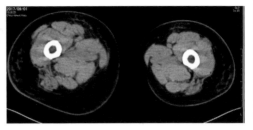 |

　抗がん剤治療は腫瘍を抑制するだけでなく、正常組織の生命活動も抑制します。体の中で、絶え間なく再生して更新していかねばならない組織とつくられる細胞の活動を抗がん剤が止め、全身の組織と血管は障害され、微小循環の再生も妨げられてしまうのです。

　がんを抑制することは、正常組織の障害となります。高気圧酸素療法は、その不都合な作用をリカバリーする役に立ちます。先ほどの患者さんは抗がん剤の浮腫に対する治療として非常に良い結果を得た実例です。現在抗がん剤治療と医療用高気圧酸素治療の併用は日本の国の健康保険治療でも認められていますのでがん治療の中であまり利用されていないのは勿体ないことだと思います。私の在職するセンターでは積極的に使うことを推進しています。

---

**低酸素研究に捧げられた 2019 年ノーベル医学・生理学賞**

　この本の原稿を途中まで書いているとき、アメリカ合衆国の医学者セメンザ教授たち3人が2019年のノーベル医学・生理学賞を受賞しました。低酸素反応するメカニズムを発見したことで輝いたのです。グレッグ・セメンザ（Gregg・Semenza）教授は極度の低酸素になると、エネルギーを使わないで細胞の中に増えてくる不思議な物質を発見し、それを低酸素誘導因子（Hypoica Induible Facter:HIF）と命名しました。HIF のうち HIF1α がもっとも強力な因子です。HIF1α は細胞の中にあって、いつもは、酸素が普通にある環境の中でどんどん分解されてしまうのですが、低酸素になると、それが分解されずに蓄積されて、ひっついて二重体をつくって、強い働きをするようになります。HIF は低酸素に反応する遺伝子にくっついて、いくつかの重要な部分で遺伝子の転写を促進するというものです。

　転写が促進される遺伝子は、新しい血管を誘導するもの（VEGF）や酸素が重要な役割をはたす解糖系酵素（G6Pase）や細胞の中にブドウ糖をとりこませる因子や（Insulin like growth factor：IGF）赤血球を増やすエリスロポエチン（ホルモン）は低酸素環境からの細胞逃避行動にかかせないアクチンの結合タンパク質です。これらの HIF のさまざまな働きは生物の進化の過程で低酸素に対抗しようとして獲得蓄積されてきたものです。これらはわれわれの体の中にすでに備わっているものです。

## （2）放射線障害

　右図は放射線障害による組織が壊死した画像ですが、これは放射線をうけた半年後や何年にもなって出てくることがあるために「晩発性放射線性壊死」と呼びますが、この病態にも高気圧酸素療法が効果を発揮します。このことは前章でも述べました。画像は生々しいので病巣の周囲はかくしています。8回、18回と数を重ね36回7週間高気圧酸素療法を行うと難治性の傷が治っています。晩発性放

**晩発性放射線性壊死**

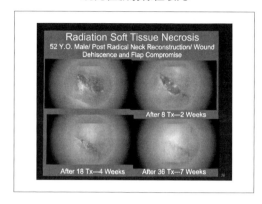

射線壊死の傷は慢性化し、なかなか治らない難治性のことが多いのですが、高気圧酸素療法が回復を促進します。そのメカニズムは極度の低酸素状態の中で毛細血管が新生するメカニズムと基本的に同じです。

## （3）糖尿病性血管障害

　糖尿病性血管障害も同じです。糖尿病性血管障害とは糖尿病の治療が不十分のときに発症する深刻な合併症です。血管の老化に伴って進行する病気です。その代表的な病態が「糖尿病性網膜症」です。網膜は目球の奥の広がっている神経細胞が並んだ薄い膜です。瞳孔から入った光がこの網膜に像を描き、その像の情報が脳に伝わることで、形や色が認識されます。

　この網膜には細い栄養血管が張り巡らされています。糖尿病の治療が不十分なとき、血管が傷つき血流が不十分になり網膜の神経細胞に酸素が行き渡らなくなります。こうしてまず疲れ目のような状態が発生します。次に、網膜症を発生し、血流の不足を補おうとして未熟な新しい脆弱な新生血管がやみくもに発達してそれが破綻・出血して、ついに網膜の神経細胞に光が届かなくなり、部分的な視野の障害、あるいは全体的な視野の障害＝失明を招きます。糖尿病性網膜症はその初期の段階では疲れ目程度で、自覚症状はありませんが、進行すると視野の欠失や失明に至る重大な病気です。

　世界中の多くの人がこうして視力を失い、仕事も出来なくなっています。糖尿病性網膜症はわが国の成人の失明原因の1位で、毎年およそ3000人が高度の糖尿障害に陥っています。糖尿病性網膜症を眼科の専門のサイトやいろいろな場所で調べても、回復することはないということが書かれています。本当にそうでしょうか？この本をお読みの皆様はこの本で、たった今、放射線障害を治療するために高気圧酸素療法が役立つことを理解してくださったはずです。少し前の章で血管が育つことのない程度の低酸素の中にも、新しい血管を育むために高気圧酸素環境が役立つことが証明された実験データをご覧になったはずです。

みなさんはこの失明に至る不治の病である糖尿病性網膜症も高気圧酸素療法を使って予防や治療を促進できるのではないかと感じているはずです。特に、糖尿病で発生する白内障の術後に、糖尿病性網膜症が悪化することがありますがそのときにこの治療が有効と考えられています。

　高気圧酸素療法で酸素環境を改善すると、糖尿病性網膜症のような症状は解決方法を持つことができるのです。「解決を持つ」というのは、一時しのぎではなく、再増殖を促して、もう一回新しい組織をよみがえらせることができる、ということです。一時的どころか、長続きするのです。

## （4）疲れ目について

　眼の話をしましたのでもう一度眼のことを改めて〝見つめ〟ましょう。眼の中には疲れ知らずの臓器である肝臓のように大きな血管システムがありません。なのに眼の奥の網膜はびっしり神経細胞がすき間なく敷き詰まって視細胞層というレイヤーを形成し、機能し、そこから膨大なデータを絶え間なく脳に送り続けています。その網膜の視細胞層を栄養とする血管は、実は網膜の中にはなく、網膜の後ろ側の脈絡膜の中に存在しています。脈絡膜はいわば溶存酵素発生プレートとして1枚膜をへだてた網膜の光を感じる細胞に酸素を供給しています。網膜のこの部分、光を感じる細胞がびっしり並んだ部分は血管がなく（血管は排斥されて）純粋に酸素だけを溶存酵素として隔離されて、薄い膜の向こうから受け取っているのです。この溶存酵素の供給が少なくなるか、あるいはそれが間に合わなくなって網膜の細胞のエネルギーが流れたとき、目がかすむのです。糖尿病の方は当然、眼がかすみやすくなります。

### 網膜と脈絡膜

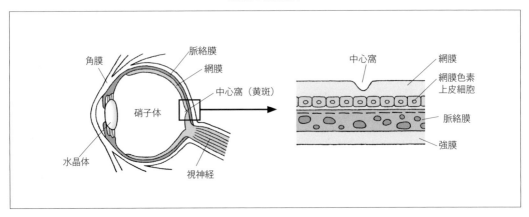

# Ⅲ．高気圧酸素環境とがんや多様な病態の関係

## 1．細胞を低酸素にすると挙動が変わる

　それではいよいよがんの話にはいっていきましょう。がんは私が医師として長い間たずさわってきた専門分野です。ただ臨床医として多くの患者さんを治療してきただけでなく、アメリカのヒューストンにあるMDアンダーソン癌センターなどで基礎医学の研究も行ってきました。そこでは低酸素の研究も行いました。2019年になってノーベル賞が低酸素の研究を大きく進歩させた研究者に捧げられました（62ページコラム参照）。

## （1）肝臓がんの病態と治療

　私が最も多く論文を書いた分野は肝臓がんの治療です。

　肝臓がんをはじめとする多くの腫瘍は、多血管性腫瘍と呼ばれる、血管の多い形をとります。がん細胞の多くは周囲の環境に関係なく分裂増殖して大きくなり、その中心部分は酸素が不足するようになります。腫瘍低酸素はHIF-1$\alpha$（低酸素誘導因子）を増加させ、新しい血管を呼びこもうとします。しかし、腫瘍の中で新生血管はいたずらに増殖するばかり（腫瘍新生血管）で、一つひとつの細胞に十分な酸素を供給することができません。

　そのために、新生血管が増えても、増えてもHIFは分泌され続け、ついに腫瘍は〝多血管性〟を呈してきます。

　肝臓がんの多くもこのようにして多血管性の特徴を持ち、血管透視を行うと、特徴のある血管の塊の画像が観察されます。私たちはがんの治療がゴールです。こんなに〝血管が欲しい〟肝臓がんを養う肝動脈を抗がん剤を含んだ塞栓物質で閉塞させる治療（肝動脈化学塞栓療法：TACE）を行って、それらのがんの治療を行っています。これは低酸素に弱くて、やみくもに血管を発達させることによって〝生き延びてきた〟肝臓がんを極度の低酸素に追いやり、しかも抗がん剤という毒でパッチングしてやることで死滅させる治療法であるということができます。

http://openi.nih.gov/detailedresult.php?img=PMC2988953_crg0003-0175-f028 ＆req=4

多血管性腫瘍肝がんの腫瘍血管新生

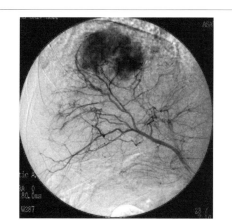

## （2）低酵素で逃げ出す細胞

　細胞もヒトも動物もあまりに居心地が悪いと逃げ出します。下の画像をご覧ください。細胞が敷石のように平たく広がっています。細胞と細胞の間の境界線のようなところで緑色に染まっているのは、「カドヘリン」という細胞同士をくっつける糊のような働きをするタンパク質です。細胞は接着されている限り、ふらふらとどこかへ行ってしまっていなくなったりしません。みんなそこでひっつき合って〝組織〟を構成しています。

　赤く染まっているものは、アクチンというタンパク質です。アクチンは筋肉をつくる成分のひとつで、筋線維を構成します。普通の酸素の状態（常酸素状態．Nx）では、接着因子のカドヘリンはその役割を果たすべき場所つまり細胞の辺縁にびっしり存在しています。まるで部屋の壁ぎわに本棚があり、そこにアクチンという本を押し込んで整理したかのようです。アクチンも同じような形で細胞のはしっこに存在しています。それが低酸素状態（Hx）になると、カドヘリンは周囲から消えて細胞内に吸収され、細胞と細胞の間にはそれらを接着していた糊はありません。このときにはカドヘリンという形で存在していたタンパク質はほかのタンパク質にどんどん転換されています。アクチンも〝本棚〟からおりて細胞の中へ入り、少し束になって方向性のあるネットワークをつくっています。これを細胞内骨格の形成といいます。このアクチンが伸びたり縮んだりすることで細胞は移動することができます。低酸素環境にさらされた A431 細胞の一つひとつは接着していることをやめて、自由にどこかへ移動できるようになりました。

　つまり、低酸素環境から脱出準備ができたことを意味します。写真をよくみると低酸素に曝された後ではまるで歯が抜けたように細胞が消えている所があります。そこに居なくなったのは逃げてしまったかあるいは低酸素によって死んでしまったからでしょう。

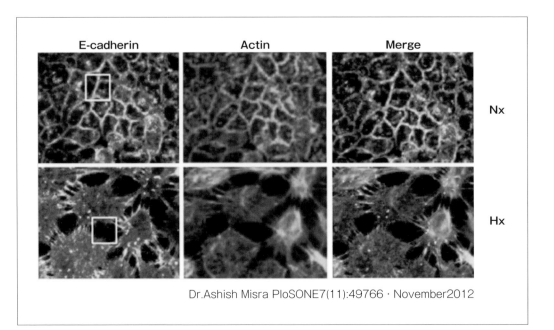

Dr.Ashish Misra PloSONE7(11):49766・November2012

　この現象はあらゆる細胞、正常な細胞にも、がん細胞にも普遍的にあらわれる現象です。細胞を低酸素にすると挙動がかわり、生き残ろうとする細胞のあるものはこれらの細胞のようにまずその場から逃げていきます。これは後で述べます、がんの転移促進に強く関わります。

## 2. 低酸素はがんの悪化も促進する

### （1）低酸素から逃げられなかったときの細胞の反応

　その変化はまず前段の写真で示したように、「自分が逃げる」です。逃げられないときはひたすら生き残ろうと細胞周期をスローダウンあるいは停止して、Go（ジーゼロ）という休眠期に入り、酸素環境が回復するのを待ちます。そこで生き残り酸素環境が改善されると再び細胞活動を開始します。このとき、多くの細胞は、がん細胞でなくとも増殖しようとして活発に分裂します。これは低酸素になったときに同じ組織のほかの沢山の細胞が死滅してしまっているかもしれない状態に対応した〝組織の歯車〟としての反応です。「がん」でも同じことが起こり低酸素に曝されたがん組織は増殖シグナルが活発になります。

### 逃げのびた細胞は？

　逃げ出した細胞も同じ反応が生じていることが多く、それらの転移がん細胞は移動していった先の組織の中や転移先で活発に増殖しようとします。

### （2）低酸素はがん悪化のメカニズム

　低酸素は浸潤・転移・増殖といった、がんの悪化に共通した強力なプロモータですが、がんが悪化するとさらに強い低酸素状態をもたらします。

### ①前立腺がんの場合

　次ページ上図は前立腺がんの悪性度を分類した有名な「グリーソンスコア」です。グリーソンスコアではグレード1からグレード5と悪くなるほどもともとの配列の特徴が崩れ、いくつかの細胞集団が周囲に伸びていくような形になり、かつ、がん細胞もいなくなった部分が増加します。がん細胞のいない部分は「低酸素で逃げだす細胞」や低酸素で細胞が死んでしまった痕です。この細胞のいなくなった傷痕にも、生きた体の傷を修復するメカニズムが働き、「傷から出血しないように」発現する組織の「線維化」という〝硬化〟が生じます。

　ケガをしたときの傷が痛むのと同じようにここに発現した線維は縮みつづけ〝傷〟は硬くなっていきます。硬化した組織の中身の血流はますます乏しくなり、ブラックホールのように周囲を巻き込みつつ、低酸素領域が拡大していきます。

　グリーソン医師（Donald F.Gleason）は細胞の大きさの確立や細胞核の形のゆがみなどで前立腺がんの細胞の一つひとつをみて、悪性度を判断するこれまでの細胞病理学的な分

## 前立腺がんの悪性度の分類（グリーソンスコア）

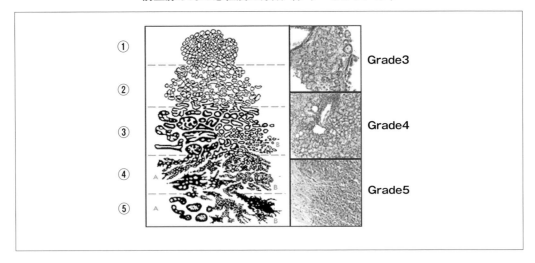

類よりも、細胞を集団としてみたときの方が、より臨床的な悪性度をよく反映していることに気づきました。彼は1966年に最初の論文を出しています。

　悪性度が高くなると、このようにがん細胞の集まり方が変わるのと同時に、がん細胞のいない場所も増えてきます。

## ②脳腫瘍の場合

　脳の中に発生する悪性腫瘍の中でも悪性度の高い多形膠芽腫の場合をみてみましょう。多形膠芽腫は臨床的に悪性度のもっとも高い脳腫瘍で、ほかの脳腫瘍よりも脳の中に拡がりやすく、また、腫瘍内部に壊死巣を伴いやすいという特徴をもっています。なぜ、そういう悪化様式をとるのかを説明したのが下図です。がん病巣ががんを栄養する血管を少し押さえてしまいます。その血管は流れが悪くなり血栓を起こし、詰まったり破綻したりしてそこから血流がとだえてしまいます。血流の途絶えた腫瘍部分は細胞がいなくなってしまいます。

### 脳悪性膠芽腫は低酸素から逃避行して偽柵状配列をつくる

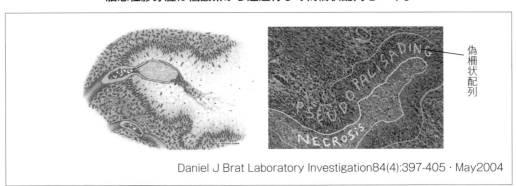

Daniel J Brat Laboratory Investigation84(4):397-405・May2004

　そして腫瘍を顕微鏡で観察すると腫瘍の中心部分には細胞のいない領域があり、ゆっくりと時間をかけて線維化が進み前立腺がんと違い、中央には浸み出したタンパク質が固まった壊死巣（凝固壊死巣）があり、腫瘍の辺縁部分に細胞が縦方向に長くまるで柵でもつくるかのように偽棚状配列という特徴的な並び方をしています。どうしてこのように並んだのでしょうか？

　この偽棚状配列は、壊死巣の中心から、酸素を求めて逃げてきた細胞がまるで水のみ場にやってきた動物のように横一列に並んだ結果です。この低酸素になったおかげで、運動機能を獲得した細胞はさらにまわりに向かって走り、もとの腫瘍のあったところの外に新しい別の集落を外に外にとつくって拡大していきます。その結果、腫瘍全体の形は都市を陥落させて侵攻するような地図パターンを呈します。その形から多形膠芽腫と呼ばれます。

　最も悪性度の高い脳腫瘍（多形膠芽腫）の悪化する原因は腫瘍自身が新たに低酸素領域となってしまうことにあることがわかっています。

## （3）腫瘍低酸素を修正すればがんの悪化を防げるのか？

　がんの悪化に低酸素が大きな役割を果たしていることは、ほかにも沢山の証拠があります。それでは腫瘍低酸素を修正すればがんの悪化を防げるのか？とだれもが思うでしょう。「〜を妨害できる」は正しいことだと私も考えます。でも、人の命をあずかるがん治療の臨床医としての私は、次のように思うのです。真のゴールは、癌の征圧であり、その場しのぎの〝「がんの悪化」の妨害〟ではない（それでよい場合があることは否定しません）。絶対的な勝利を約束してはくれないのです。もう少し話をすすめましょう。

### 腫瘍低酸素の画像診断—PET検査

　低酸素に対する細胞の反応は、腫瘍をみつける重要な画像診断、PET-CT検査として

### FDG-PET検査

正常な細胞

がん細胞は糖を
食べて増殖する

がん細胞

核酸
アミノ酸　糖　グルコース
コリン

増殖

FDG-PETによるがん検診

がん細胞　　　正常細胞

FDGを投与すると、FDGが多く集まった部位にがん細胞がある
（次ページ画像を参照）

利用されています。PET-CT 検査とは腫瘍を見つけることができる PET 検査と体の中を高い位置精度で画像にできる CT の画像を同時に撮影して、腫瘍が体のどこにあるかを教えてくれる優れた検査方法です。ではこの検査は何を見るのでしょうか。がん細胞はブドウ糖をエネルギー源としたとき低酸素状態のがん細胞は、嫌気性解糖といって酸素を使わない方法でブドウ糖からエネルギー取り出そうします。そうすると酸素の十分ある環境の正常細胞の19倍ものブドウ糖を取り込まなければ、同じ量のエネルギーを獲得できません。

　そこでがん細胞は低酸素状態のエネルギー源であるブドウ糖を正常組織の何倍も取り込みます。その性質を利用して放射性のフッ素をつけたブドウ糖（標識ブドウ糖：FDG）をがん患者さんに注射すると、正常の人にみられないところ＝がんがあるところに標識ブドウ糖が集まります。PET 検査はこの性質を利用しがんが早期であっても発見する検査です。

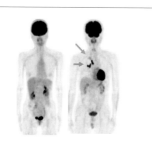

http://www.hosp.nogm.jp/s0370/010/pet.htm

　左図の写真は低酸素部分を反映した PET の検査の画像です。普通の人なら、頭にブドウ糖がたくさん集まったり、腎臓や膀胱に排泄されたりしますが、がんだと肺門部のリンパ節など、普通ではあり得ないところに集積ポイントが出ていることがわかります。

## 北海道大野記念病院札幌高機能放射治療センター症例

2005 年　大腸がん切除

2008 年　乳頭がんにて膵頭十二指腸切除

20160421 膵がん＋肝移転の量腫瘍増大　Gem-Nav Ptxx6

**1St clone**

20161128 − HT 50Gy/25fr　f/b　Opdive 100mg × 2 + DC/Lyc

20170311 FDGPET 消失

20170621 VLN & PALN metastasis　2nd Clone

20170710-0815 VLN & PALN CK30/6Gy, PALN HT62.5/2.5gy

20171017 FDGPET 上記は消失 膵再発

20171106 CK45/4.5Gy

20180130 FEDPET 消失

20180703 FEDPET 消失　Ｐ Ｓ ＝0

| 20161121 | 20170311 | 20170621 |
| 20171017 | 20180703 | |
| CA19-9 | CEA | |

※異なる腫瘍マーカーは別クローンの再発を意味する。PT でおこなった CROSS-Priming がそれぞれ長期間走行中

＊PET検査：ポジトロン・エミション・トモグラフィー（陽電子放射断層撮影）。検査薬を点滴で人体に投与し、全身の細胞のうち、がん細胞に目印をつけ撮影し、がん細胞を見つける。

＊FDG：正確には18F-FDG（フルオロデオキシグルコース）といい、グルコースに放射能を出す成分、ポジトロン核種を組み込んだ薬剤。ブドウ糖類似物質でPET検査で最もよく使われる。

## 3. 話題沸騰のがんを治す高気圧酸素環境

## （1）高気圧酸素環境とがん

　高気圧酸素治療ががんの治療にどのくらい役立っているのかネットで2017年末に調べたときは19,000件でした。それが2019年5月には、113万件になっていました。これほど高気圧酸素（Hyperbaric Oxygen）とがん（Cancer）いうキーワードでヒットするデータはめまぐるしく急増しています。

　ネット検索の結果をみても、世界的に「高気圧酸素環境ががんを治す」という話題が非常に今、過熱しているようです。ネットに溢れる情報の数や量はそれへの〝関心の高さ〟やその関心の少なくても心理的な緊急性をあらわしてはいますが、それらのネットに流れる内容の中には正しいとはいえない情報もあると思われます。

　私たち人々の健康と医療にたずさわり、また外科的研究を行うものは、早く、正確で有益な研究データや統計データを困っている人々に提供しなければいけない義務を負っているといえます。

　高気圧酸素のがん治療としての使用についても各国で多くの研究が行われてきました。放射線治療の医学の中の重要な部分に「酸素効果」という領域があります。

　酸素分圧が高ければ放射線治療がよく効き、逆に低いと効力が悪くなる現象があり、それを酸素効果と呼んでいます。低酸素を腫瘍細胞に照射するよりも、同じ量の放射線治療用高酸素状態で腫瘍に照射してやるほうが、3倍も効果が高くなります。この現象は実験するといつでも確認できるのに、なぜ酸素が多いと、よく腫瘍に効くのか、この答えは今、ようやく徐々に解明されつつあります。

　この本を読んでこられた皆さんはそのいろいろなメカニズムをイメージできていると思います。

　放射線治療時の酸素効果は、がんの増殖・転移を抑制し、放射線に対する感受性を増加させ、免疫細胞の活性化を高めるなど多くの機序が同じ方向性に向かって作用しています。

## （2） コータック（KORTUC）とは！

　放射線治療時に直接、腫瘍の中に酸素を入れておいたらどうでしょうか？という人もあらわれました。ヒアルロン酸ゲルの中に酸素を入れて腫瘍の中に注射しておいて、放射線治療を行うと、より効果的に腫瘍が治るということを発見し、それで何人もの難治性のが

**KORTUC 治療のしくみ**

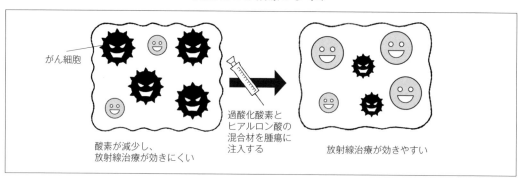

ん患者を治療してきた医師がいます。高知大学医学部放射線講座の小川恭弘先生です（高知大学名誉教授・2018 年高知総合リハビリテーション病院院長就任）。小川先生の高知大学の K を入れて「KORTUC（コータック）」と名づけました。コータックは世界的にも有名な治療方法になっています。

### 4. 高気圧酸素環境はがん免疫を援助する

　次に、がん免疫の話に入りましょう。最初に私たちの体の中の免疫を説明します。まずはがん細胞をやっつける免疫の現場に案内しましょう。

### （1） 免疫システムは殲滅機構

　〝免疫〟とは疫を免れる、ですが、表面的にみて〝病気を免れる〟ためには、病気のもとになる悪い物質や細胞を殲滅しなければならず、人間の体の中の免疫機構はその殲滅機構です。

　免疫的殲滅機構は体に悪い組織の中や血の中など、体内の液体の中にあるタンパク質のような分子標的を無力化する①「液性免疫機構」とがん細胞のような悪い細胞を殺してしまう②「細胞性免疫機構」があります。

### ①液性免疫機構

　液性免疫機構の主役は、狙ったさほど大きくない物質に特異的にくっつく構造を持ったインフルエンザのワクチンを接種してもらうと、体の中でワクチンに反応してインフルエンザに対する抗体がつくられるようになり、体をインフルエンザという病から守ります。

この液体免疫の構築にはBリンパ球系が働きます。抗体がくっつくだけでウイルスは機能しなくなりますので、そんな抗体は〝中和抗体〟と呼ばれることがあります。

## ②細胞性免疫機構

細胞のような大きなターゲットを殲滅するとなると、〝くっついて中和する〟ような生やさしい技では不足で、担当細胞が直接潰しにかかり食ってしまう激しい戦い方をします。

バクテリアのようなまったくの異物には、白血球が集まってきて溶かす酵素を出して、バクテリアと組織を溶かして白血球自身も溶けて死んで、膿のたまりをつくりながらも、殲滅を達成して命を守ります。

## (2) がん免疫も殲滅システム

がんの場合は、もともと自分の体の細胞なので、見分けがつかないことが多いのですが、樹状細胞やNK細胞（ナチュラルキラー細胞）が、その異常性に気づいたとき、私たちの体の免疫細胞系はチームプレーを開始します。キラー細胞やNK細胞が標的となったがん細胞を殺します。今の医療はこの自然な機構とは程遠い外科的切除や抗がん剤が主体ですが、それらは医学の進歩とともに消滅する方法となるでしょう。

## がん免疫は低酸素の中で戦う

このがん免疫を司る免疫細胞チームの仕事場所は、がん組織の中です。がん組織の中が強い低酸素状態であることは、すでにいくつかの項で述べたとおりです。免疫細胞チームが上手く働こうとするときには、やはり最低限の酸素環境が必要なことは、明らかです。高気圧酸素治療が日本の医学の保険制度の中でも既存のがん治療法（それは抗がん剤治療や放射線治療なのですが）との併用で認められているのは数少ない賢人の残した制度だと思います。

## 5. アポトーシスは細胞の資産の継承を司る

## (1) アポトーシスと壊死

少し酸素の話からずれますが、アポトーシスのことを理解しておきましょう。

私たちの体がどれほど、そしてどれだけエネルギーや資源を大切にして、それを次の世代に渡しているか、ということを体の細胞のアポトーシスという現象で話しましょう。私たちの体の細胞はある刺激が入ると、自分の資産である細胞内のいろいろな構造物や遺伝子を膜に包んだもの（アポトーシス体）を体の外に出して、それをほかの特殊な細胞（マクロファージ）に食べてもらって死んでいきます。この死んでいく方式をアポトーシス死と呼びます。アポトーシス体に包まれた貴重なものはほかの細胞に取り込まれて、効率的にリサイクルされます。細胞が死ぬときは、ただ破壊されて死んでいく壊死（ネクローシス）という死に方と、このアポトーシスという死に方があります。

アポトーシスが財産分与や形見分けあるいはリサイクルショップとすると、壊死は消却場のごみ処理です。

## （2）正しいアポトーシス達成にも酸素が必要

カエルのオタマジャクシの尾っぽは細胞のアポトーシスシステムを使って効率的にカエルのからだの一部となります。アポトーシスは、細胞は死んでしまいますが、遺伝情報やエネルギーを費やしてつくった貴重なタンパク質が、次の細胞のからだのひとつとしてユニットとしてすぐに組織できるように、引き継ぎます。生体にとって、細胞が壊死でなくアポトーシスで死ぬことはとても重要な意義があります。このことはとても大切なのに、教科書にはそこまで書かれていません。

この効率の良い資産や文化の引き継ぎのシステムも、正しいアポトーシスを達成するためにはミニマムの酸素やエネルギーが必要です。極度の低酸素下では、細胞は十分なアポトーシス変形を達成できません。

古くなった細胞のタンパク質も少し変化していて違和感を感じられてしまうかもしれません。腫瘍免疫システムが機能し過ぎると正常なのに少し痛んだ細胞まで、全部死んでしまいます。その行き過ぎをブロックする機構もあります。ブロックし過ぎるとがんをコントロールできません。ブロックする機構をみつけて、ブロックし過ぎないようにするが「オプジーボ」です。

日本の京都大学の本庶佑（ほんじょたすく）先生が発見してこの薬を開発し、2018年にノーベル生理学・医学賞を受賞しました。

私は放射線治療を行っています。このアポトーシスを強力に誘導するために、放射線とオプジーボを順番に使うと腫瘍罹患率が減少します

## 6. 腫瘍低酸素を改善して免疫細胞を活性化しよう

腫瘍の中では酸素が透過していかず、免疫が攻撃できない

腫瘍の中では組織が乱れ、むやみに増殖した腫瘍細胞以外に、粘液があったり、線維化していたりして壊死組織が拡がっていたりして、酸素の透過をじゃまするさまざまなバリアがあります。

血管がない上にバリアがたくさんあり過ぎて、酸素が透過していかず、極度の低酸素状態に陥っています。バリアが壁となって免疫細胞が入ろうと思っても入り難いうえ、低酸素状態では十分な機能を発揮できません。

普通か普通に近い状態の組織なら、十分酸素もありますし、がん化の予防もできます。しかし、大きな腫瘍の中や炎症が強いところでは、それだけ免疫は狂ってしまいます。

## （1）腫瘍の中心壊死

　肝臓は肺に次ぐ転移性の好発部位で、肝臓がんの中心壊死は特徴的な所見です。

　腫瘍の中心壊死は多くのがんの CT や MRI の画像で確認できますが、画像で見えるような壊死巣の大きさになる前に、顕微鏡レベルの小さな壊死巣はもっとたくさんの腫瘍で認められます。壊死のまわりには低酸素の中でまだ生きているがん細胞が群がっています。それらの腫瘍の中には多くの免疫が攻撃できない部分が発生しています。

　そう考えると腫瘍の酸素環境を正しくしてやることが免疫機構にとって緊急で重要なことではないかと思えるはずです。

## （2）適切な酸素環境と循環が発がんプロセスを抑制する

　低酸素状態はというのは、遺伝子の修復を阻害します。遺伝子修復のためには、遺伝子修復に必要な数多くの酸素やタンパク質が必要です。それらの酸素やタンパク質をつくるためにはエネルギーが必要です。正しい修復ができなくなると遺伝子はさらに不安定化し、発がんプロセスが促進されてしまいます。ここで免疫機能低下すれば、発がん頻度は増加します。

## （3）適切な筋肉運動は免疫系を活性化する

　酸素環境が良いところでたくさん運動すると、前述のナチュラルキラー細胞（NK 細胞）は活性化します。もともと免疫系の細胞も運動器である筋・骨格の細胞は中胚葉由来の組織で活動や増殖のトリガーは共通です。ナチュラルキラー細胞はもとからあるいろいろなことを知っている賢い細胞ですが、免疫系の細胞の中では運動に一番反応して体の免疫活性化することが知られています。適度な酸素環境の中での運動がナチュラルキラー T 細胞の動員および固形腫瘍への浸潤を促進することは、運動療法を中心としたリハビリテーションのがん補助療法としての基盤を与えられています。

### 過剰な筋肉運動は免疫を破壊する

　スポーツ選手が運動を頑張り過ぎて、病気になることは有名な事実です。過剰な運動は酸素の供給の追いつかない中で、さらに筋肉に運動負荷をかけ続けたとき、低酸素による筋肉の破壊のみでなく、免疫系の破たんとして現れます。その結果、感染症やがんを患ったりします。インターバル・トレーニングプログラムとは筋肉運動の強さに応じて、回復のための休憩をはさみながらトレーニンするプログラムです。回復時間はヒトによってさまざまですが、酸素を循環させるシステムのパラメーター、つまり心拍数、血圧、呼吸数、体表面の酸素飽和度、ヘモグロビン値などをデータとして適切な範囲で最大の運動負荷をかける方法です。

　このインターバルを置く意味は、筋肉の中で適切な酸素環境を維持しながら、トレーニングを行うことにあります。ここまでお話ししたときに、皆様は同時に２つのことを想像

されたのではありませんか？

　ひとつは激しい筋力のエクササイズの後、高気圧酸素環境で治療すると、筋肉がダメージを受けないで済むのではないか、ということ。もうひとつは、逆に低めの気圧で、あるいは少し酸素の少ないところで、緩やかなトレーニングをすると、それに順応して体の酸素配給力が高くなるのではないかというと。これらはすでに多くのプロの選手が用いている方法です。

　彼らの中には激しい運動の後、体が傷まないように、必ず高気圧酸素室（個人用）に入るヒトたちがいます。そうしないと、筋肉の障害が積み重なり、選手生命を脅かすからです。場合によっては、がんや成長痛に罹りやすくなってしまうからです。後者は、昔マラソン選手たちがよく行っていたメキシコの高地トレーニングです。

　最近はわざわざ行く選手は少なくなりましたが、それは軽度低気圧室を使って日本のどこでも軽度低気圧環境でこのような能力獲得のために使うことができます。

## 7. 高気圧酸素療法の多様な病態における有用性

　前項では、高気圧酸素療法が組織の修復を促進することをお話ししました。この項では我々の生活・健康を脅かすさまざまな病態に対して、高気圧酸素療法がどのような有用性を持つといわれているか、考えていきましょう。

### （1）認知症スパイラル

　〝認知症〟は近時記憶障害（物忘れ）を主徴としてはじまる高齢者に生じる脳機能障害のスペクトラムとその後連続する悪循環です。少し物忘れする、忙しいときにうっかり置き忘れるなど誰にでもあることです。

　例え、もの事を判断する能力があったとしても（プライドがあって）も判断する根拠を明確に覚えていなければ、正確な判断ができなくなります。

　それでも安易に体面を保つためにいい加減な判断をしたり、あるいは嘘でとりつくったり、ごまかしたり、それが上手くいかなくなると、自己防衛のため怒りやすくなったり、攻撃的になってしまったり、あるいは逆に活動性が低下したりするでしょう。そして人間関係が壊されてしまうと疑心暗鬼にかかり周囲を敵にまわすこともあるでしょう。あるいは対人ストレスを避け、早く諦める無力な正確に変わっていくこともあるでしょう。

　認知症は、それが生じ始めると当人に大きなストレスを与えます。解決の仕方を誤ると、失敗が連続して生じ、さらにストレスが増大し、悪循環の渦に本人を巻き込んでしまいかねません（認知症スパイラル）。

### （2）記憶と定着のプロセス

　話を認知症の最初の段階に戻しましょう。近時記憶障害はどこでなぜ生じるのか？

近時記憶の中枢は脳の中央底部の脳幹のすぐ隣の「海馬」という部分にあります。海馬（正確には海馬の記憶担当細胞・別名エングラム細胞）にストックされた情報は大脳皮質（前頭前皮質）のエングラム細胞に伝達され、そこで記憶として神経細胞のネットワーク発達をつくって固定、蓄積、完成されます。

　完成されると、もはや近時記憶でなく海馬に頼らずとも一連のエピソードとして想い起すことができるようになります（これらの最新の研究に興味のある方は、理研のホームページをご覧ください）。海馬は脳の中で低酸素に弱い部分であることが、低酸素腫瘍の研究で古くから知られています。

## （3）記憶定着の失敗スペクトラム

　もしこの途中で酸素不足で、記憶情報の受け渡しが上手くいかない場合はどうなるのでしょう。もし海馬がまったく機能しないとき、H.M（患者・ヘンリー）のロボトミー術後のように15秒しか記憶がもたなくなる（Smith & Kosslyn, 2017）。海馬から大脳皮質に情報が完全な形で転送されないと、思い出すのに記憶の糸を手繰り寄せる時間がかかったり、事実ではないエピソードがつながれたりするでしょう。

　このスペクトラムのすべての局面において酸素の供給不全が強く影響する可能性があります。従って認知症スペクトラムのどの途中段階においても、より強いストレスをかけることは悪化の原因になります。もしそれらが自己呼吸や人間関係によくない影響を及ぼしているときに、ネガティブな情動を生みだすでしょう。

　この情動の中枢は海馬の隣の扁桃体にあります。そこに永く情報記憶とし留まるといわれています。その結果、きっかけや原因が忘れ去られても、情動判断のみが、残る現象が発生します。

　海馬の歯状回という組織は、常に新しい神経細胞が生まれ、新しい情報を受け取り、情報処理を行うところです。古くなった細胞は消えていきます。この細胞の新陳代謝には適切な酸素環境が必要ですが、慢性的なストレスや、慢性的な血流不足で、あるいは代謝症患や血管病で組織の健全な維持ができないとき、海馬の機能が低下します。

　血管と神経細胞の間に沈着するアミロイドβは脳の健全な微小循環を傷害して、血管から酸素の浸透を妨害します。

　この見方をすれば、アルツハイマー病も〝血管病〟と本質的には同じなのです。このアミロイドβを我々の体は分解し、掃除する能力を持っていますが、その除去は、エネルギー依存性で、低酸素では進歩しませんが、アミロイドβよりも有害な蓄積物質といわれている、タウ・タンパク質の除去もエネルギー依存性です。

　海馬の疲労からの回復、歯状回の新生神経細胞の生育、記憶の定着（と想起）のための神経ネットワークの発達のために、またアミロイドβやタウ・タンパク質の早期除去のために、適切な酸素環境が不可欠です。適切な環境が維持できないとき、高気圧酸素室はよい助けになるでしょう。

医療用高気圧高度酸素分圧の治療用高気圧酸素室は、古くから急性脳障害に日本でも保険適応を認められていますが、まだ〝認知症〟全体に対しては、医療用エビデンスの集積は十分ではありません。しかし、いくつかの実証可能な方法が適用できる範囲では、その有用性が認められ、報告されています。

## （4）放射線照射による認知障害は海馬を温存すれば防げる

放射線治療のひとつに予防的全脳照射という方法があります。白血病や小細胞肺がんなどで、抗がん剤治療を受けて、体の中に白血病細胞やがん細胞がなくなっても脳の中に潜んでいることがあり、これを叩いて後で脳腫瘍として発病してくるのを予防する方法です。しかし、この方法を行うと学習障害や認知機能の障害が現れるのが問題でした。

そこにひとつの解決方法が提案されました。海馬に照射しない全脳照射（海馬回避全脳照射）です。海馬回避全脳照射では、海馬を回避しなかった場合に、30％の患者さんに認知機能の低下を認めたのに対し、海馬回避全脳照射では10％のヒトしか低下を認めなかったということが報告されました。もちろん我々は、臨床では海馬回避を行っています。詳しくは私の勤めている病院のホームページをご覧ください（82ページ参照）。

## （5）爆弾脳震盪によるPTSDに対する高気圧酸素療法

ヒトの病気には、この情動の病があります。海馬の病は扁桃体の病となり、原因を忘れた後も続き、ヒトは情動の葛藤に苦しむことがあります。その過程にMRIで扁桃体の肥大や萎縮が観察されることがあります。

失敗体験やトラウマ、不安、不快の感情は海馬でなく、その近くの扁桃体の中枢にあり、海馬からの情報は直接扁桃体に行き「情動的判定」処理を受けると考えられています。

いわゆる第一印象です。たとえ15秒で海馬の関る記憶から忘れられても、情動記憶が残るのがヒトです。扁桃体への強いストレスが加わり、そういった情動・感情が残ったとき、回復がすすみにくくなります。そのひとつが戦争によるPTSD（心的外傷ストレス障害）です。このPTSDに対しても高気圧酸素療法が有用であったという学術論文があります。

戦争に行った兵士が爆弾に吹き飛ばされたときに強い脳震盪を起こします。これを爆弾脳震盪といいます。その後、つらい戦争体験と相まってPTSDになります。社会に戻れないほどおかしくなってしまいます。アメリカ映画によくありますが、PTSDになった元ソルジャーが銃を撃ちまくったり、離婚したりといろんな悲劇があります。どうしてそのようになってしまうのでしょうか。

この「爆弾脳震盪によるPTSDに対する高気圧酸素療法」の特徴に画像で脳血流の低下が確認されたという報告があり、それが高気圧酸素療法で改善し、PTSDの症状も改善したと述べています。

爆弾脳震盪は普通の脳震盪と異なり、戦場での死の可能性の中で発生した脳震盪です。ただでさえ戦地での恐怖の体験は、心に大きな傷跡を残し傷が癒えず、後にPTSDと

なりやすいのです。一方で脳の強い衝撃は脳挫傷のように肉眼的にわかるような出血や脳組織の挫滅を伴わなくとも、脳神経細胞の線維部分を傷つけてしまうことが知られています（軸索損傷）。この軸索損傷はようやく最新の脳MRIではかなり診断できるようになってきました。

　爆弾脳震盪後のPTSD症候群は心的外傷と脳神経の損傷が同じ時期に発生して、乗り越え難いより深刻な結果をもたらす病態です。この病態を乗り越えるには、まず傷の回復が必要です。そのために、十分な酸素の供給が必要です。体の中のどの部位も外傷に対して止血するメカニズムが働きます。脳も例外ではありません。微細脳損傷も、また、PTSD状態によるオーバーストレスでダメージを受ける脳細胞も止血メカニズムを誘発し、本当は酸素の豊富な環境で営まれるべき脳の修復が促進されるところか、逆に血流の低下により、さらに修復が阻まれ、PTSDから抜け出すことがますます困難になってしまいます。　血流に依存せず酸素を届けられる高気圧酸素環境は、この状態を好転させる鍵になります。

## 8.　自閉症の克服は脳の酸素状態の改善で促進される

　爆弾脳震盪後のPTSDが修復し難くなるのは、傷害された細胞と、傷ついた心をひとまず回避するためのショートカット（近道）やショートサーキット（堂々巡り）が形成されるからとも考えられています。この爆弾脳震盪後PTSDは正常に発育、発達し、兵役審査にパスして兵士になった人たちの障害です。それでは注意欠陥・多動性障害（ADHD）や自閉症スペクトラム（ASD）、学習障害（LD）などの発達障害には高気圧酸素環境は寄与しうるのでしょうか。

## （1）自閉症スペクトラム発生の理由
　発達障害には自閉症スペクトラム、学習障害、注意欠陥・多動性障害まで多くのパターンがあります。自閉症スペクトラムは社会的なコミュニケーションの障害を中核とする発達障害です。言い換えると自閉症スペクトラムは最も複雑で広い範囲にかかわる発達障害です。

　ヒトは生れたときからコミュニケーションを始めます。欲しいということを体や態度や言葉で表現して欲しい物を他者から手に入れること、叱られたり、褒められたりして自分を社会の中でよりよい立場に立てるように、認めてもらうことで、さまざまなコミュニケーションを通じて、ヒトは社会の中のヒトとして発達していきます。しかし、コミュニケーションの学習に失敗してしまうと、極端な場合は、会話のための言葉が出ずに態度もあらわせずに自らを閉ざしてしまいます。

　社会の中でのコミュニケーションには、自己と対話相手、第3者などの立場や役割が明確でそこにコンセンサスが成立していないと円滑に進行しません。

ただ自ら閉じこもるだけでなく、例えば、Ａ子さんが〝あなたがケーキを食べたい（と思った）から（本当は自分が食べたい）ケーキを（私が）買ってきた〞、というのは、まだ OK ですが、Ｂ子さんのように〝あなたがケーキを食べたいからあなたはケーキを買いなさい〞と言うようになると、これはいらぬおせっかいでＢ子さんは普通に世の中で過ごせなくなります。この〝いらぬおせっかい〞はただのおせっかいでなく実は自閉症スペクトラムの症状であることがあります。

　主体をすり替えることによって、ケーキを欲しがる自分が少し恥ずかしいのでうまく考慮されていないで、飛びつくように不用意に衝動的に発言された、〝症状〞です。おそらくＢ子さんは失敗し、非難され、痛手を負いさらに失敗の理由をまた、急いでほかに探すことになるでしょう。自分を隠す無意識のレトリックでごまかしたつもりが、言われたほうにとっては了解不能になることが、なぜ、もっとゆっくりと落ち着いて、考えて〝飛びつかず〞に上手く調整できなかったのでしょう。

　注意の欠陥と危険回避的、創作的な意味を兼ねる多動性とは行動の科学では表裏一体の現象です。

　草原の中で獲物を求め、うろうろする動物では、それが合理的本能的な行動であることもあるでしょう。しかし、社会的コミュニケーションの構築という場面では、マイナスの結果しか生まないでしょう。

　自閉症スペクトラムで陥りがちな思考の問題とその発生理由を長々と書きましたが、これに悪化される共生因子は、Ａ.学習によって獲得されるべきコミュニケーションデータの見落しとシミュレーションを先行するコミュニケーション能力不足。Ｂ.心理的切迫状態で発生しやすい短絡的な危険回避行動です。

　Ａ・Ｂはハードルの高い膨大な知的作業負荷（データ＆プロセス）です。どういうことか、よく考えるか、あるいは他者に波長を合わせて対処しようとするでしょう。十分に理解できていない他者に表面的にでも波長を合わせるのも、また、大変な負荷です。

　理解できずに波長を合わせて＝表面的に迎合してやり過ぎても、本当の問題は多くの場合先送りされただけで、解決していません。エンドレスに課題山積の状態から逃避してしまうまで続くかもしれません。

## （2）発達障害の克服にも HBO は有用

　この先送りの悪循環は、知的作業負荷です。負荷が強くなれば神経系のオーバーロードとなり、場合によっては扁桃体や海馬にストレスなダメージを与えます。つまり、爆弾脳震盪の項の中で触れたような実際の脳障害とその回避回路（ショートカット回路あるいはショートサーキット）が発生する可能性があります。あるショートサーキットにたどり着くボタンが押されてしまうと、自動的に見える反復運動のようなパターンが発現するでしょう。

　これらのショートカットやショートサーキットから脱離するには、十分な酸素に裏打ちされた脳の活動が重要な役割を果たすことはいうまでもないでしょう。

　回復する以前の問題として、知的作業オーバーロードから脳を守る、あるいは少なくとも耐えしのぐには、十分な酸素供給量に裏打ちされた多くの安定したエネルギーが供給されていなければいけません。つまり、HBO は、自閉症スペクトラムなどのこれらの発達障害で発生する脳のストレスを耐えしのぐため、形成されてしまったショートサーキットから離脱するため、さらに学習を深めるために、必要な環境を保証する重要な手段です。

　自閉症スペクトラムの克服に HBO が有用であったという報告は、最近数多く行われています。これらの一つひとつの十分な根拠の説明は、この本で解説したことを理解していただければ至極自然のことと感じることができるでしょう。

**日本救急医学会の酸素中毒に関する内容**

**酸素中毒【日本救急医学会】**
過剰な酸素が、生体の解毒機能を超えて有害な作用をきたした状態。障害の主な標的臓器は中枢神経系と肺である。2－3 気圧以上の高い分圧の酸素を吸収する高気圧酸素療法では、生体の細胞代謝が障害され、心窩部や前胸部の不快感・嘔吐・めまい・視野狭窄など、ときには短時間で痙攣発作と昏睡がみられることがある。これが急性中毒である。一方、吸入気酸素濃度 50％以上の高濃度酸素を長時間吸入することにより気道粘膜や肺胞が障害され、重篤な場合は呼吸不全に陥る。障害機序は酸素由来のフリーラジカルによる細胞障害が想定されている。とくに人口呼吸器による呼吸管理をおこなっているときは、動脈血酸素分圧 70－100mmHg に維持するように吸入酸素濃度を設定すべきとする報告もある（CastlmanB,etal：NENGLJMed1970,282:976）。可及的早期に吸入酸素濃度は下げるべきであるが、一般的に肺胞気酸素濃度が 60％以下なら長期の酸素吸入でも安全とされている。

http：//www.jaam.jp/html/dictionary/dictionary/word/0307.htm

# 最後に

## 酸素濃度 100%吸入は危険

　最後に、医療安全についても触れておきます。酸素中毒というのがあります。100%酸素をたくさん吸うとなります。これはあまり日常的ではありません。でも、私たちが推奨している軽度高気圧酸素は、酸素がたかだか35～40%までで生物が経験した中の濃度範囲です。それに対して、100%というのはとても危険ですから、学会からアラートが出ています。

## これからの高気圧酸素療法の役割

　地球の歴史からみた私たちの体の中の酸素と健康の関わり合いを、歴史的シナリオから軽く駆け足でレビューしました。高気圧酸素療法の生理学的な役割、保健で認められている臨床的適用もご紹介しました。がん化やがんの悪化のメカニズムに関しても、それぞれのスポットで高気圧酸素療法の役割があることもお話ししました。

　さらに、高気圧酸素療法は軽度高気圧です。不妊治療、認知障害、トラウマによる神経障害、神経難病、糖尿病性血管障害などの病態についても有用であるという証拠が次々と出てきています。

　がんになった人はたくさんいますが、特に、これからのがん化、その進行をどのように調節するかということに対して、高気圧酸素環境治療の役割は大きいということをつけ加えておきます。

◆北海道大野記念病院・札幌高機能放射線治療センター
　https://kojinkai-safra.jp

# 第3章−1

## 口腔ケアと軽度高気圧濃縮酸素

歯科医師
日本気圧バルク工業株式会社　開発顧問
のもと　けいこ
**野本 恵子**

# Ⅰ．口腔ケアが健康寿命を延ばす

## 1. 歯の健康と健康寿命

### （1）口腔ケアは口腔トラブルを防ぐ

　厚生労働省の発表によると、2018年の日本人の平均寿命は男性が81.25歳、女性が87.32歳と過去最高に達しました。しかし、一方で健康で健全な生活を送れる期間（健康寿命）は女性の場合、平均寿命よりも12年以上も短いという現実もあります。この健康寿命を縮めている要因のひとつに口腔ケアに対する認識不足の問題があります。

　日本人の口腔ケアに対する意識は欧米に比べ、大変水準が低く、意欲的でないとされています。健常な人が口腔ケアをうまくできていない現状では、要介護者の人たちの口腔ケアがおざなりとなるのは当然で、そのためにさまざまな疾患に悩まされることになります。そこで1989年、厚生省（当時）と日本医師会が「8020（ハチマルニイマル）運動」という運動を始めました。

　8020運動は「80歳になっても20本以上自分の歯を保とう」という運動で、20本以上の歯があれば、食生活にはほぼ満足することができるといわれているため、生涯、自分の歯で食べる楽しみを味わえるようにという願いを込めると同時に、口の健康保持、増進を狙った啓蒙運動です。

　このように、いつまでもおいしいものを食べ続けられる元気な歯を維持するには、日々の手入れ、「口腔ケア」が大切なポイントになってきます。なぜなら、口の中を清潔に保つことが歯周病など口内トラブルを防ぐ重要な手段なのです。歯周病は歯を失うだけでなく、全身に悪影響を及ぼす恐ろしい感染症疾患です。ですから、口腔ケアで口の中を清潔に保つことが、健康寿命を延ばすキーポイントとなるわけです。

### （2）歯が多い人は健康で長生き

　2014年にイギリスのユニバーシティ・カレッジ・ロンドンのジョージオス・ツァコス博士（公衆衛生学の専門家）らが、歯を失うことで記憶力をはじめ認知機能が低下することを発表しました。日本でも愛知県知多半島の65歳以上の住民を3〜4年にわたり、追跡調査、研究した興味深い結果が発表されました（テーマパーク8020より）。歯が多く残っている人、義歯などを入れている人は、歯が少ない人、義歯を入れていない人と比較して、認知症発症や転倒する危険性が低いという報告がなされました。また、歯を失い入れ歯をしてない人と、歯が20本以上残っている人や歯がほとんどなくても入れ歯によりかみ合わせが回復している人と比較すると、認知症の発症リスクが最大1.9倍になることもわかっ

たのです。

　さらに、歯が19歯以下で入れ歯を使用していない人は、20歯以上保有している人と比較し、転倒するリスクが2.5倍に増え、転倒すると骨折の可能性が強く、寝たきりの状態から要介護認定になってしまうこともあります。つまり、歯が多い人ほど健康寿命が長く、要介護状態になる危険性が低いということです。

　これらのことからも、元気な高齢者でいるためには、できるだけ自分の歯を保有することが大事ということがわかります。歯は多いほどいいのですが、たとえ歯を喪失したとしても、しっかりと入れ歯などで口腔機能を回復できている高齢者は認知症になりにくく、転倒も少ないということも明らかになりました。

## （3）口腔ケアの目的と役割

　口腔ケアには、「器質的口腔ケア」と「機能的口腔ケア」の2種類があり、この2つが両輪となってうまく組み合わされることで、口腔ケアの効果はさらに高まります。

　器質的口腔ケアとは、口腔内の歯や粘膜、舌などの汚れを取り除くケアのことです。

　機能的口腔ケアとは、咀嚼したり、のみ込んだりするときの口腔機能の維持・回復を目的としたケアのことです。身体機能低下に伴い、摂食嚥下障害などの口腔機能の低下もみられるため、重要なケアとなります。

---

**口腔ケアの目的**

①虫歯、歯周病の予防　　　　　②口臭の予防

③味覚の改善　　　　　　　　　④唾液分泌を促進し、口内細菌の抑制をする

⑤誤嚥性肺炎などの疾患を予防　⑥会話などのコミュニケーションの改善

⑦口腔機能の維持・回復　　　　⑧口腔内の微小循環を活性化し、血行を促進する

---

## （4）軽度高気圧濃縮酸素環境が口腔ケアを促進する

　適切な口腔清掃を行うことによって、歯の表面や歯と歯茎の境目などに付着したプラーク（歯垢）を除去することができます。プラークとは多くの口腔細菌が繁殖した塊のことをいいます。プラークの中には、う蝕（虫歯）病原菌や歯周病原菌などの細菌（口腔常在菌）がいるため、う蝕や歯周病になったり、口臭を誘発したり、さまざまな疾患の原因となります。

　単にプラークといっても、清掃後の経過日数や食物の内容、あるいは歯の部位——噛み合わせの部分・歯と歯の間・歯と歯ぐきの境目——によって、構成している口腔細菌の種類が異なりますが、いずれにしても、プラークは石化すると歯石になりますので、早く除去し、口腔細菌を減らすことが虫歯や歯周病の予防となります。

舌の味蕾（みらい）を含めた舌の上や歯の隙間などの口腔内にプラークなどが蓄積すると、味覚が低下してくることもわかっています。味覚を改善するためにも、口腔内の清掃は有効な手段といえます。

口腔清掃は歯ブラシなどの器具を使用しますが、歯ブラシによる粘膜刺激は唾液の分泌が促され、口内細菌を抑制し、虫歯・歯周病の予防、口臭の予防・改善の効果も高まります。

また、ブラッシングによる歯肉マッサージは微小循環に及ぼす効果も認められ、血行が促進され、歯ぐきの細胞の生まれ変わりに必要な酸素や栄養素を届けます。微小循環とは、細動脈、細静脈、毛細血管を含む微小な循環系のことで、酸素と二酸化炭素のガス交換、栄養素と老廃物の交換が行われる重要な役割を担っています。この微小循環への酸素量を増やすには血液の血しょう中に溶け込んでいる溶存酸素を増やすことです。そのためには軽度高気圧濃縮酸素環境に身を置くことが一番の近道と思われ、口腔ケアと軽度高気圧濃縮酸素ルームを組み合わせることで歯の健康を守ることが効果的です。

## (5) 口腔ケアの方法

口腔ケアの方法としては、基本的に「セルフケア」と「プロフェッショナルケア」があります。

①**セルフケア**：自分自身で毎日行うのがセルフケアです。歯ブラシ、歯間ブラシ、デンタルフロスなどの適切な清掃用具を選択、使用して、プラークの取り残しがないよう、すみずみまできれいに清掃します。薬効成分配合の歯みがき剤を使用し、歯のすみずみまで薬効成分をゆきわたらせることも有効です。ほかにも、栄養バランスのとれた食事を、よく噛んで食べることが大切です。よく噛むことによって、唾液分泌も促進され、口腔内機能も亢進します。

時には全身をリラックスさせて、顔面、口腔、首をよく動かし、摂食・嚥下のために良好な口腔機能を維持し、低下させないよう心掛けることが大切です。

②**プロフェッショナルケア**：歯科医師や歯科衛生士による口腔清掃についてのアドバイス、歯科医療職が直接行う専門的歯科清掃および口腔機能に対する摂食・嚥下指導などのリハビリテーションを行うのがプロフェッショナルケアであり、「専門的口腔ケア」ともいいます。

プロフェッショナルケアでは、虫歯や歯周病の状況のほかに、糖尿病や腎臓病、がんに至るまで、全身の状態と口腔内の状況を診てもらうのがよいでしょう。そして、その状況に合った適切な口腔清掃のアドバイスを受けます。

予防管理には、定期的な歯科検診を受けることは有効で、同時に、日常セルフケアではできない部位の専門的歯面清掃・歯石除去をしてもらいます。フッ化物洗口（ブクブクうがいと吐き出し）など、予防に関する薬剤の紹介や説明、正しい容量、用法の指導を受けることも大切です。

## 2. 口腔内には多くの細菌が存在する

### (1) 口腔内の常在菌

　口腔内にはおそらく腸内と同じような多種多様な細菌が生息しています。体に棲みつく細菌のなかでは最も密度が高い菌塊です。口腔内細菌など微生物の集合体を口内フローラ（口腔内細菌叢）といいます。フローラとは腸内フローラが有名ですが、この口腔内の細菌叢も顕微鏡で見てみるとお花畑のように見えるところから、同じフローラ（花畑）と呼ばれています。口腔内に定着している細菌を総称して「口腔内常在細菌」といいます。健康な人の口の中には、何も悪さをしない細菌が多くを占めて、人に悪影響を及ぼす微生物の侵入を防ぐ働きがあると考えられていますが、口腔内以外でも定着するメカニズムもあり、このことが、全身の健康に影響を及ぼすことがわかっています。

　口腔内常在細菌には、虫歯や歯周病の口腔疾患の原因になる悪玉菌がありますが、健康な人では、適切な口腔ケアによって、口内フローラを良好に保つことができます。しかし、体力や免疫力が低下した場合には、日頃は問題にはならない細菌に感染するとことで発症する日和見感染を起こすこともあります。

口腔内常在細菌

| 口内常在細菌 | ロイテリ菌、乳酸菌、口内レンサ球菌など |
|---|---|
| 日和見菌（通常は無害だが増殖すると悪玉化する） | 肺炎菌、ブドウ球菌、大腸菌など |
| 悪玉菌 | 虫歯菌・歯周病菌 |

### (2) 虫歯と虫歯菌

　食べ物に含まれる砂糖（ショ糖）などの糖類を餌として強力な酸を出し、この酸が歯の表面のエナメル質を溶かし粘着のある多糖類（グルカン）がつくられ、プラークと呼ばれる虫歯の原因となる塊を形成し乳酸をつくり出します。虫歯菌の代表がミュータンスレンサ球菌です。乳酸によってプラークの中が酸性に傾くと、プラークに接している歯の表面のエナメル質は溶けてしまいます。このような現象を「脱灰」といい、脱灰の状態が続くと歯に穴が開いて虫歯ができます。歯に穴が開いた状態でも、すぐに痛みは感じません。歯の内部に虫歯が進行し、歯髄という歯の神経や血管のある部分にまで細菌が侵入すると強い痛みが出ます。

　さらに細菌が奥に侵入し、顎の骨の中に細菌の巣をつくるようになると、顔が腫れ上がったり、発熱したり、そのほかの全身に悪影響が及ぶことがあります。

# Ⅱ. 日本人に多い感染症・歯周病

## 1. 歯周病は生活習慣病

　日本人の40歳以上の約8割が罹っているという歯周病とは、ひと言で言えば、歯を支える歯茎（歯肉）や骨（歯槽骨）が壊されていく病気です（図1参照）。

　歯周病の原因は虫歯と同じプラークです。虫歯は歯そのものが壊されていく病気ですが、歯周病は、プラークの中で増殖した歯周病菌が産生する毒素が、歯肉の腫れや出血を起こし進行すると、歯が抜け落ちないようにしっかりと支えている歯の根のセメント質、歯槽骨、歯根膜などの組織を壊し、歯を失うことになります。

　歯周病になりやすい原因は、微生物因子、環境因子、宿主因子、咬合因子などいくつかありますが、重複するほどリスクが高まると考えられます。

- ・微生物因子：口内フローラのバランスと歯周病菌の存在
- ・環境因子：口腔ケアの習慣や定期的歯科検診の有無、食習慣、喫煙、ストレスなど生活環境が影響
- ・宿主因子：年齢、疾患の有無、遺伝的要素、免疫力の低下
- ・咬合因子：噛み合わせや歯科治療の状態、義歯の使用の有無など

　歯周病は生活習慣病で、口の中の病気だけでなく、ほかの病気とも関係してきます。しかし、自分でコントロールできるものが多いので、歯周病のリスク減少のため口腔ケアを実践すべきです。

### 図1　日本人の年齢別の歯周病有病率

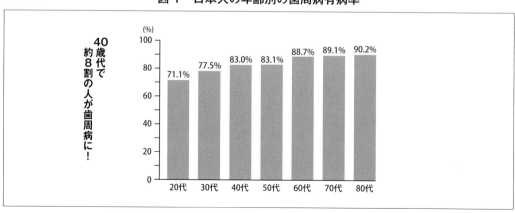

出典：厚労省「平成23年歯科疾患実態調査」

## 2. 歯周病菌は酸素を嫌う嫌気性菌

　歯周病の原因はバイオフィルムと歯周病菌でできた細菌性のプラークです。健康な歯肉溝では、バイオフィルムの75%がグラム陽性好気性 球 桿菌で、歯周病の病原性はありません。しかし、成人型歯周炎の歯周ポケットでは、グラム陰性嫌気性球桿菌が75%を占めています。

　口腔内には歯周病菌は虫歯菌なども含めると800種類を超えるといわれていますが、その中でも「極悪御三家」といわれているのが下記に表示された菌で、いずれも嫌気性菌です。つまり、酸素を嫌う菌なのです。この3種類の菌は、歯周病が進行している人のおよそ60〜70%から発見される菌です。

　例えば、P.g菌はどこから感染するのかまだわかっていません。思春期以降の唾液感染であろうと推測されています。歯周病が進行し歯周ポケットという歯と歯肉の間の溝が深くなり、4mm以上になると、溝の奥は歯周病菌は済みやすい環境となり、さらに歯肉は炎症を起こし出血し血を得ると少数であったP.g菌は数百から数万倍にも増え、歯周病を悪化させます。そこで歯周病を予防するには、出血を防ぎ血液を与えず、口腔内の微小循環の酸素を増やし、歯周病菌に酸素のない環境を与えず、健全な歯肉を保つようにしなければなりません。

> 歯周病菌の極悪御三家
> ・P.g菌 ：**P**orphyromonas **g**ingivalis　ポルフィロモナス・ジンジバリス
> ・T.d菌 ：**T**reponema **d**enticola　トレポネーマ・デンティコーラ
> ・T.f菌 ：**T**annerella **f**orsythnsis　タソネレラ・フォーサイセンシス

※第3章-2、109ページ図2を参照

### 口腔細菌検出装置 orcoa（オルコア）

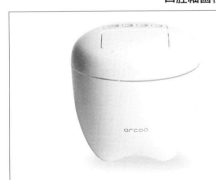

　歯周病の中でも特に悪い影響を与える代表格のP.g菌を、チェアサイドで測定できる口腔細菌検出装置です。測定はPCR法（DNA増幅法）を用いているので、精度の高い検査結果が得られます。測定時間は約45分程度。検出には検体採取具や検出容器などの検出キットを使用します。

## 歯周病の軽度高気圧濃縮酸素ルームによる治療法

イタリアのヴェローナにある大学では、歯周病の通常の治療に加えて、軽度高気圧濃縮酸素ルームに入る治療法も実践しています。その結果、嫌気性菌である歯周病菌の活性度が低下した、あるいは死滅したというデータが出ています。もちろん、一度死滅しても、一生歯周病にならないというわけではありませんが、2ヵ月続いたというデータも紹介しています。イタリアの大学で、軽度高気圧濃縮酸素ルームの使用による改善を目指しているのは、やはり、人間の体を縦割りではなく横割りで、全体的にみようとしているからでしょう。歯並びの矯正や虫歯の痛みの除去のみにとらわれている治療方法が歯科の治療という固定概念を持っていては、軽度高気圧濃縮酸素ルームという発想は思いつきません。人間の体を診る人すべてに要求されている姿勢なのです。

次章では軽度高気圧濃縮酸素ルームで酸素を曝露することで歯周病菌の増殖抑制効果を有する有効性があるという実験のデータが掲載されています。

---

【資料】Ⅰ イタリア／ヴェローナ大学

歯周病における高圧酸素（HBO）の影響に関する微生物学的評価

この研究の目的は、成人の慢性歯周炎に罹患している選択された数の患者に対する外科手術介入（スケーリングおよびルートプランニング、SRP）と比較して高圧酸素の効果を評価することであった。

・歯周ポケットの微生物叢の経時変化。細菌は、培養または分子方法(PCR)のいずれかによって検出された。微生物学的データは、HBOおよびSRPの組み合わせが歯肉下微生物叢のグラム陰性嫌気性負荷を実質的に（99.9％まで）減少させることを示している。病原体の値が低いことは、治療後少なくとも2ヵ月間持続した。

・HBOまたはSRP単独では、歯周嫌気に対して一時的により限定的な効果が生じた。これらの結果のさらなる実験的確認は、歯周病原菌を保有する歯科部位の数を有意に減少させた主な歯周病原性細菌の分子検出によって提供された。HBO単独でもSRPとの組み合わせでも、歯肉指数値はゼロに低下し、歯肉衛生は少なくとも3ヵ月間持続したことが示されている。したがって、歯周病原性細菌の喪失と並行して、口腔衛生の実質的な改善が観察された。

---

## 3. 歯周病が進行するメカニズム

歯周病は虫歯と違って、初期のうちは自覚症状に乏しく気付きにくいので、歯がぐらぐらしてきて初めて病院へ行く人も少なくありません。しかし、歯がぐらぐらする状態にまでなると、抜歯もやむを得ない場合もあります。初期段階では、炎症によって歯ぐきが腫

**図２　歯周病の進行**

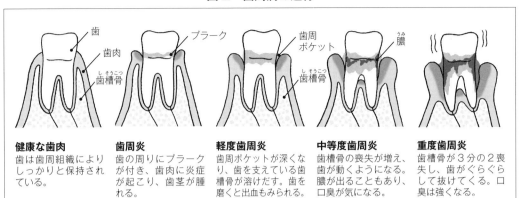

**健康な歯肉**
歯は歯周組織により
しっかりと保持され
ている。

**歯周炎**
歯の周りにプラーク
が付き、歯肉に炎症
が起こり、歯茎が腫
れる。

**軽度歯周炎**
歯周ポケットが深くな
り、歯を支えている歯
槽骨が溶けだす。歯を
磨くと出血もみられる。

**中等度歯周炎**
歯槽骨の喪失が増え、
歯が動くようになる。
膿が出ることもあり、
口臭が気になる。

**重度歯周炎**
歯槽骨が３分の２喪
失し、歯がぐらぐら
して抜けてくる。口
臭は強くなる。

れたり、出血したりという症状もあらわれているのですが、痛みがないため、見過ごして
しまう人が多いようです。歯周病がサイレント・ディジーズ（静かなる病気）といわれる
のもそのためです。

## ４．歯周病の治療方法

　まず患者さんと医療面接を行い、インフォームドコンセント（医師が容態を説明し、患
者は内容を理解し治療を同意）やコンプライアンス（患者が医療従事者の指示と通りの治
療を受ける）などの大切なステップを踏みます。次に、治療前の検査・診断の結果、歯肉
炎・歯周炎・咬合性外傷などのいずれなのかを見極めます。進行状態に合わせて下記の指
導・治療を行います。

**歯周病の指導・治療順**
1．プラークコントロール（歯みがき指導）
2．スケーリング・ルートプレーニング（歯石の除去）
3．PMTC（歯面の清掃と研磨）
3．咬合調整
4．インプラント

歯周病や虫歯の原因となるプラークを取り除くプラークコントロール（歯みがき指導）は、とても重要なことです。歯石やプラークの除去のことをスケーリングといい、歯ぐきの上の部分やポケットの中の歯石やプラークを、手用または超音波を利用したスケーラーなどを用いてきちんと取り除きます。

　歯石の付いていた歯の表面には細菌からの毒素がしみこんでいたり、表面に溝ができていたりしていますので、それを手用のスケーラーで除去して、きれいで滑らかな歯の表面をつくることをルートプレーニングと呼んでいます（図3参照）。

　また。PMTC（Professional Mechanical Tooth Cleaning）といって、専門家が、専用の機器を使用して徹底した歯面清掃をおこない、表面をツルツルに磨くことで歯垢を付きにくくし、歯周病の予防になる治療もします。

　しかし、これだけでは歯周病は治りません。治るのであれば、歯周病患者はもっと少なく、人口の8割以上も歯周病ということはないはずです。そこで、もうひとつの方法として「ジスロマック」という抗生剤を使用することがあります。ただし、この薬は、菌を殺すと同時に腸内フローラを壊し、腸内の環境を悪くするので、使うのはよほどの場合だけです（図4参照）。

**図3　超音波スケーラー**
非常の短い超音波の波動を機械的微振動に変えて、歯石を崩すように剥がしていく歯科医療用機器。

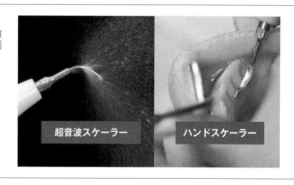

超音波スケーラー　　ハンドスケーラー

**図4　PMTC**
Professional Mechanical Tooth Cleaning。予防歯科プログラムのこと。歯科衛生士が右図の特別の機器を用いて、汚れを落とす。予防と同時に、歯の見た目も美しくする効果がある。

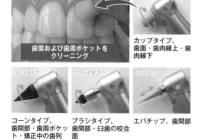

歯面および歯周ポケットをクリーニング

カップタイプ
カップタイプ、歯面・歯肉縁上・歯肉縁下

コーンタイプ、歯間部・歯周ポケット・矯正中の歯列

ブラシタイプ、歯間部・臼歯の咬合面

エバチップ、歯間部

**歯周病治療薬・ジスロマック**

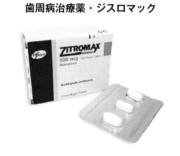

## 治療の前の歯周組織の精密検査

　歯周病を進行させるのは、細菌性、不必要に加えられる力、悪習癖など、さまざまな原因が考えられます。しかし、歯周病は、歯の状態をみただけで原因や進行具合がすぐにわかるものではありません。主に、歯肉ポケット、歯周ポケットといわれる部分の深さを測り、出血から、進行度や炎症の有無を判定しますが、それだけでも不十分で、ブラッシングの状態、みがき残しのある部分、口腔内の唾液、歯周病菌の状態などの精密検査を行った上で、それらの数値により治療方針を計画していくことが重要です。

　その場合も、一度の検査ですべてわかるのではなく、初診時、基本治療終了時、歯周外科などの確定的治療後、機能回復治療後など継時的な変化を注視することが肝要です。

　このように、歯周病治療のためには、図5のように進行度を調べる歯周組織の精密な検査が必要となります。

### 図5　歯周ポケットと歯周病の進行度

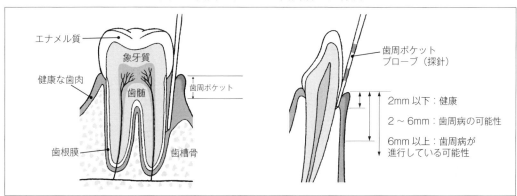

## 5. 歯周病の外的要因と軽度高気圧濃縮酸素

　歯の位置が正しくないことによって、咀嚼障害が起こり、結果、歯周病を重篤化することがわかっています。歯周病の内的要因は歯周病菌で、外的要因には「体の歪みによる噛み合わせ」と「食いしばり」という歯の位置が正しくないことが大きく関係しています。嫌気性である歯周病菌の活性化を低下あるいは死滅するのに軽度高気圧濃縮酸素ルームを使用する効果は前述しましたが、整体やボトックスと併用して軽度高気圧濃縮酸素ルームを使用することで、血液循環の回復や筋肉の酸素不足の改善で、外的要因が緩和されるということも明らかになっています。

### （1）体の歪みが歯周病を悪化させる

　体の歪みによって「噛み合わせ」がうまくいっていないのにもかかわらず、間違った位

置で銀歯やかぶせ物のための歯の型を取って、ずっと噛み合っていないままの状態になっている人は少なくありません。

　人間は下顎運動によって、基礎・基本運動と機能運動を行います。基礎・基本運動とは、意識的に口を動かしたり、開閉口をしたり、横方向にこするような動きをすることをいいます。機能運動は、発語、咀嚼、嚥下のような無意識化で行われる運動です。

　実際に噛んでみて、噛んだところのバランスをみてから、顎をずらして噛んでみるとよくわかります。左右で同じように上顎と下顎が付いていないからです。このような体のトラブルは歯垢を溜まりやすくし、大局的には体の自然治癒力を弱めます。

#### ◆整体と軽度高気圧濃縮酸素ルームのコラボ

　私が治療を行っているチャーミーデンタルクリニックでは、噛み合わせの型を取る前に、整体師の先生に全身を矯正してもらうことにしています。頚椎が歪んでいたり、ねじれていたり、左右の足の長さが違っていたり、骨盤の位置が曲がっていたりすると、下顎の位置がずれてしまいます。そこで、整体師の先生には、上顎骨に対する下顎の位置、頚椎のバランス、足の長さを調整、すべてを正しい位置に戻すことは不可能ですが、以前の状態より、よりよい状態で噛み合わせをとることができます。

　また、軽度高気圧濃縮酸素ルームを利用するとより効果的です。体全体に均一な圧力をかけることで、骨格や筋肉のバランスを整え、本来の形に戻す「レオロジー効果」が得られます。そこで、整体前に軽度高気圧濃縮酸素ルームを使用することで整体の効果も一層上がるとされています（下図参照）。

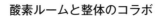

**酸素ルームと整体のコラボ**

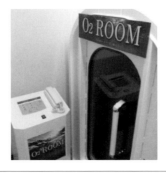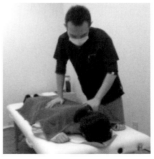

## （2）食いしばりも歯周病の悪化を招く

　人は普通、物を噛む必要がないとき歯と歯を浮かせているのですが、食いしばりの癖を持つ人はそれをせず、常に噛み合った状態にあります。下顎や上顎に噛み合わせの力に対抗するように骨が発達し、噛み合わせがずれてしまいます。歯は人体の中でも、強い力が加わる部位で、歯を食いしばるときには60kgもの力が加わるといわれています。こうし

た食いしばりが常習化した状態を「クレンチング症候群」といい、余分な力が加わること
は歯周組織に負担が加わり、歯周病の発生や悪化を招く可能性を高めます。

　また、歯がすり減っている場合もあります。特に、銀歯のように重金属が入っていると、
反対側の歯がすり減って、噛み合わせがずれてしまうのです。最後には歯が抜けてしまう
こともあります。

### ◆ボトックスと軽度高気圧濃縮酸素ルームの併用

　この食いしばりという外的要因を取り除く方法に、「ボトックス」という咬筋の筋肉内
に注射をする治療があります（ボツリヌストキシン治療）。これは、ボツリヌストキシン
という薬を注射し、咀嚼筋を収縮させる信号を遮断し、咬筋や側頭筋の硬さをとることで、
筋肉の緊張を和らげるものです。神経伝達物質・アセチルコリンの放出に対して反応を示
さなくなる治療です。

　また、このボトックスは、整体師さんの施術も助けてもくれます。例えば、肩こりと食
いしばりに悩まされて整体に通っていた人が、肩甲骨に手が入らないので、施術がなかな
かうまくできません。そこで、背中と肩にボトックスを打ったところ、筋肉が緩み、指が
入るようになり、楽に施術を受けられるようになったという実例もあります。

　さらに、ボトックスと軽度高気圧濃縮酸素ルームの併用は、咬筋の緊張を緩和し、かつ
血流促進効果や筋肉疲労回復効果により、歯周病の早期改善につながります。

　そこで、咬合力を可視化し、客観的に把握することが治療をすすめる上で大切になりま
す。　図6は咬むだけで簡単に咬合力が検査のできるシステムです。

## 図6　咬合力分析システム

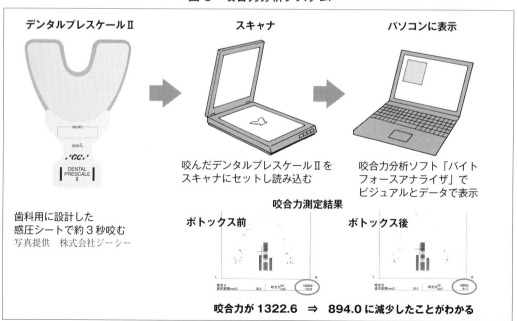

## (3) ボトックスで顎関節症を軽減させる

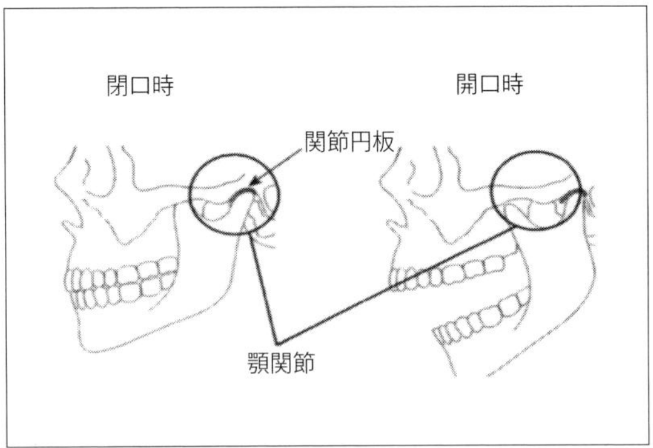

　顎関節症は本来ゆっくり進行するはず
の歯周病を急速に悪化させる危険性があ
ります。ボトックス治療の効果に顎関節
症の緩和があります。

　顎関節症とは、口を開けると痛む、口
が開かない、顎で音がするといった症状
のある顎の疾患です。これらの症状は、
顎の関節を構成する骨や、咬筋・側頭筋
などの筋肉、関節円板、靭帯などの異常

**図7　顎関節症の仕組み**

によって生じます（図7参照）。これまではマウスピースが必要で日常生活が不便でしたが、
ボトックス治療で咬筋の働きを弱めることにより、顎関節に負担をかけることなく、簡単
に治療できます。

　ほかにも、咬筋の緊張緩和による肩こり、頭痛の改善、小顔効果、詰め物・かぶせ物の
脱落防止などの副次的効果は多くあります。

## 6. 歯周組織再生療法と軽度高気圧濃縮酸素

　歯周基本治療の後の再評価検査の結果、歯石がポケットの深いところに入り込んでいて
除去できず、治っていない場合には外科的治療を行うことがあります。

　また、通常の歯周治療では、失われた歯周組織を元通りにすることはできませんが、歯
周組織を元通りにする再生療法もあります。歯周組織再生療法は歯を支えている歯周組織
（歯肉・セメント質・歯根膜・歯槽骨）を再生させる治療法です。しかし、これらの方法には、
適応症もあり、進行し過ぎている歯周病には効果が期待できない場合もあります。再生部
分の歯周組織に酸素を取り入れて、細胞を活性化し再生療法を促進するために軽度高気圧
濃縮酸素ルームに入ることは有効だと思われます。

### 再生療法の種類
#### ①GTR法（歯周組織再生療法）
　特殊な膜を剥離した歯肉弁と骨との間に入れて、膜の内側の部分に新しい歯周組織がで
きてくるのを待つ方法です。
#### ②エムドゲイン®を用いる方法（歯周組織再生療法）
　歯肉を剥離して膜を入れる替わりに、エナメルマトリックスタンパク質を主成分とした
材料であるエムドゲイン®を歯の表面に塗り、新しい歯周組織ができてくるのを待つ方
法です。エナメルマトリックスタンパク質は、歯が生えてくるときに重要な役割をする

タンパク質です。

### ③バイオオス®を用いる方法（歯周組織再生療法）

骨移植材料で、歯周病による骨欠損部位に応用することで、骨成長の促進が期待されます。

### ④バイオガイド®を用いる方法（歯周組織再生療法）

吸収性のコラーゲン膜で、バイオオスと共に歯槽骨欠損部分に応用することで、骨欠損内の骨形成の促進が期待されます。

### ⑤リグロス®を用いる方法（歯周組織再生療法）

塩基性線維芽細胞増殖因子と呼ばれる成長因子で、人工的に精製されたタンパク質です。この成長因子の作用により歯周組織の細胞を増殖させ、失われた歯槽骨や歯根膜の再生が期待されます。

## 7. 軽度高気圧濃縮酸素環境はインプラントの定着率を向上

インプラントは歯の最終治療ともいえますが、このインプラントにも軽度高気圧濃縮酸素ルームを使用することで骨や組織をつくる働きを活性化し、腫れやむくみを引き、インプラントと顎骨の定着率を向上させます。

## （1）インプラントとは

歯を失ってしまったとき、これまでの治療は入れ歯（義歯）やブリッジでした。しかし、昨今「インプラント」が大変注目されています。日本では 1983 年に治療が開始されていますが、インプラントの歴史は古く、記録では紀元前まで遡（さかのぼ）ることができます。当時は使用される金属が生体適合性に劣っていたため、成功には至っていなかったのです。1950 年代にチタンと骨が結合することが発見され、日本でもこれまで多くの臨床研究がなされてきました。

歯の最終治療であるインプラントは今後もさらなる進化発展が期待される治療法です。

インプラントとは、人口の材料、部品を体に入れることの総称です。歯を失った顎骨に体になじみやすい生体材料でつくられた歯根の一部あるいは全部を埋め込み、それを土台にセラミックなどでつくった人工歯を取り付けたものです。正式には「口腔インプラント」といいますが、人工歯根、歯科インプラント、単にインプラントという場合もあります。

## （2）インプラントの構造

基本的には３つのパーツからなり、顎骨の中に埋め込まれる歯根部（インプラント体）、インプラント体の上に取り付けられる支台部（アバットメント）、歯の部分に相当する人

口歯（上部構造）から構成されています（図8参照）。

インプラント体の材質はチタン、またはチタン合金で、大きさは3〜5mm、長さは6〜18mmです。アバットメントの材質はチタン、チタン合金、ジルコニアなどからできています。上部構造の材質は、レジン（プラスチック）、セラミック（陶器）、セラミックとレジンを混ぜたハイブリッドセラミック、金合金などがあります。

インプラント治療のデメリットをあげれば、手術が必要であること、顎骨の骨量や骨質が硬いか柔らかいかの影響を受けること、治療期間が長いこと、健康保険が適用されないため治療費が高額となること、などがあります。

しかし、ブリッジなどのように残っている歯への
負担がなく、自分の天然の歯に近い機能や審美性の回復が可能である、などのメリットがあり、QOLの向上に伴い、利便性や快適性、さらに審美性を求める時代の傾向に対応した治療といえます。

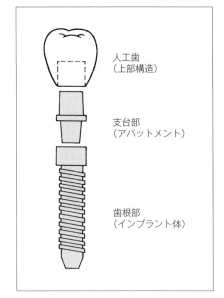

**図8　インプラントの基本構造**

人工歯
（上部構造）

支台部
（アバットメント）

歯根部
（インプラント体）

## （3）酸素分圧を上げて骨形成を促進する

インプラントの術式は大きく2つに分けられます。手術を1回だけ行う「1回法」と、手術を2回に分けて行う「2回法」があります。

骨の量が十分にあり、硬い場合には、1回法でも問題はありませんが、骨の量が少なく骨移植が必要の場合や、骨が柔らかい場合は2回法が行われます。術後の骨形成が行われるためには、先に血管の形成が必要となります。その場合、赤血球内の色素ヘモグロビンが酸素と結合することによる酸素運搬量、酸素分圧の高さにより骨形成の質、期間は変化します。

1回法、2回法ともに、軽度高気圧濃縮酸素ルームによって血液内の酸素分圧を上げることで、骨形成がすすみ治癒の促進効果を高める可能性があります。

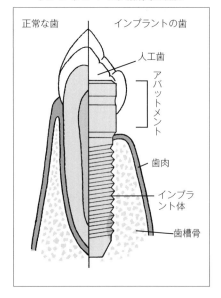

**インプラントと天然歯の違い**

正常な歯　　　インプラントの歯

人工歯

アバットメント

歯肉

インプラント体

歯槽骨

# Ⅲ．軽度高気圧濃縮酸素環境は全身疾患を改善する

## 1. 歯周病は万病のもと

　歯周病菌は酸素を嫌う嫌気性菌です。酸素不足によってこの菌が繁殖することで、全身にいろいろな障害を及ぼします。歯周病が全身疾患のリスクファクターであるという下記のようなデータがあります。

---

- **糖尿病：6.0 倍　(Taylor ら，1996)**
  炎症物質が糖の取り込みを阻害し、高血糖が継続する
  逆に「糖尿病は歯周病のリスクファクター」も定説
- **肺炎：4.2 倍　(Terpenning ら，2001)**
  歯周病菌が誤嚥され肺炎の原因になる
- **早産・低体重児出産：7.0 倍　(Jeffcoat ら，2001)**
  炎症物質が子宮筋を収縮させる
- **脳卒中：2.8 倍　(Beck ら，1996)**
  毒素、炎症物質が血液を凝固させ血栓をつくる
- **心疾患：2.7 倍　(Genco ら，1997)**
  毒素、炎症物質が血液を凝固させ血栓をつくる

---

## 2. 糖尿病

　糖尿病とは、血液中に含まれるブドウ糖（血糖値）が慢性的に高くなる病気です。

　普通の人は食事後など血糖値が上昇すると膵臓から「インスリン」と呼ばれるホルモンが分泌され、肝臓や筋肉ではブドウ糖をグリコーゲンというエネルギーに換え、脂肪組織では脂肪として蓄えられます。このような仕組みがあるために、飲食しても血糖値は一定に保たれています。しかし、糖尿病になるとインスリンの分泌量が減少し、はたらきが弱くなり血糖値が高い状態が保たれ、その状態が長く続くと全身にいろいろ疾患を引き起こす要因となります。

　重度の歯周病がある場合、炎症によって生じた物質（CRP）や炎症性サイトカイン（TNF-$a$）が血液中に入り、全身をめぐります。CRP は肝機能の低下やブドウ糖（グルコース）の代謝障害を引き起こし、サイトカインは、免疫細胞から分泌されるタンパク質で、筋肉細胞や脂肪細胞に作用して糖の代謝を妨げます。そのため、糖濃度を下げるホルモンであるインスリンの作用が低下して、糖尿病を悪化させてしまうことがわかっています(次ページ図 9 を参照)。

### 図 9 　歯周病は糖尿病を悪化させる

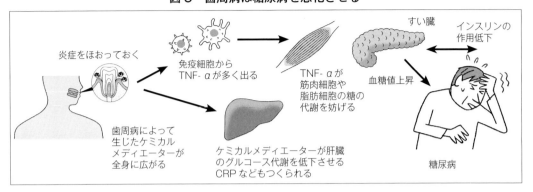

図 10 のデータは、糖尿病学会の糖尿病専門医が出したもので、歯周病を治療することで、ヘモグロビン（Hb）Alc は 7.0 から 6.6 に下がることを意味しています。糖尿病と歯周病を同時並行に治療することで、負の連鎖を断ち切ることが可能です。

糖尿病と歯周病の関係は、今から 35 年くらい前からいわれていました。しかし、今では、糖尿病だけではなく、高血圧症などになっていれば、さらにそのリスクが高まるとされています

### 図 10

**歯周病治療で血糖値が改善**

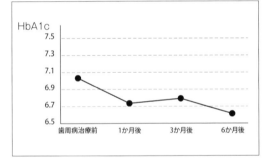

**血糖値が改善すると歯周病が改善する**

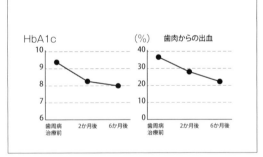

※ HbA1c：ヘモグロビンとブドウ糖が結合した物質で過去 1 ～ 2 ヵ月間の血糖値の平均を反映しています。血糖コントロール目標値は患者さん個々に設定されます。糖尿病合併症予防のためには一般に HbA1c 6.5％（現在は NGSP 値で 7.0％）未満を目指すことが推奨されています

### 資料Ⅰ 【日本糖尿病学会が歯周病治療の有効性を認め、推奨（2016 年）】

メタアナリシスでは解析対象とする文献の相違があるものの、共通して歯周基本治療（主としてスケーリング・ルートプレーニング）の術後に HbA1c が0.38 ～ 0.66低下することが示されている。代表的な解析として、コクランデータベースに記載された解析では3件のRCTから歯周治療により HbA1c が0.40％低下することを算出している。また、2013年にアメリカ歯周病学会誌に掲載された解析では研究6件（報告5件）が対象となり歯周治療により HbA1c が0.65％、空腹時血糖が9.04mg/dlの低下を算出している。また、抗菌薬の併用をしない歯周治療によっても HbA1c が0.64％低下することを報告しているメタアナリシスもある。

これらの報告を踏まえ、本ガイドラインでは糖尿病患者への歯周治療を推奨しており、これは日本歯周病学会のガイドラインとも見解が一致している。

第13回歯周病、糖尿病診療ガイドライン, 2016

## 3. 肺炎（誤嚥性肺炎）

　口腔内の清潔が保たれないと、プラークが増えて口内フローラのバランスが崩れ、増殖した悪玉菌の歯周病菌などが、食道でなく気道に入り、唾液とともに気管や気管支の粘膜、肺で炎症を引き起こすのが誤嚥性肺炎です。嚥下機能の低下した高齢者はリスクが高く、重症化すると命にかかわることもある重大疾患です。

　図11は歯周病と気管支炎、肺炎（誤嚥性肺炎）の関係です。この細菌の多くは嫌気性菌です。肺炎も、歯科医師などが週1～2回専門的な口腔ケアをすることで、罹患率が39％、死亡率も53％低くなったとされています（米山武義士調査報告：一般社団法人日本訪問歯科協会HPより抜粋）。

　最も死因が高いのはがんです。しかし、末期がんの場合、今は痛み止めの薬がありますから、その苦しみから逃れる方法はあります。しかし、肺炎になると息が苦しいのですが、酸素マスクをしても効果がありません。ですから、苦しさから思えば、肺炎はがんよりも怖いといえます。

　しかし、このような症状も、軽度高気圧濃縮酸素を微小循環に行き渡らせることで改善効果が考えられます。

**図11　歯周病菌が気管支炎・肺炎を引き起こす**

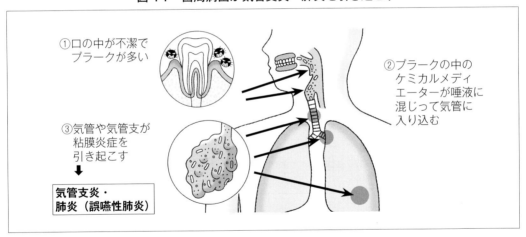

## 4. 脳卒中・心筋梗塞

　口腔内の歯周病菌が歯肉の中に侵入すると、歯周病菌は次に微小循環の中に入り込みます。血管の内壁に歯周病菌がとりつくと、嫌気性菌である歯周病菌がアテローム性プラークという沈着物を形成することに関与するといわれています。このアテローム性プラークが蓄積することによって、血管が狭くなったり、血管内皮を傷つけたり、アテローム性プラークが大きくなって動脈硬化を起こした血管を破裂させたりします。このように、血管の流れを悪くしたり、血管を詰まらせたり、破壊することによって、脳に関与すると脳卒

中（脳出血・脳梗塞・くも膜下出血）心臓に関与すると心筋梗塞や狭心症を起こす可能性があります。

　心臓病も同じ、嫌気性菌がつくるプラークが血管を詰まらせて起こります。当然、心臓病では心筋梗塞や狭心症を発症させる可能性があります（図 12 参照）。

**図 12　歯周病が心臓病や脳卒中を引き起こす**

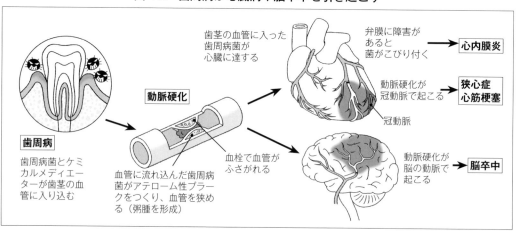

## 5. 認知症

　認知症にはいくつかの種類があります。その中で一番多いのは、認知症の中で約 5 ～ 7 割を占めるという「アルツハイマー型認知症」です。記憶をつかさどる海馬にアミロイドベータという汚いタンパク質が溜まり、それが認知症の始まりですが、何が海馬にアミロイドベータを溜めるのでしょうか。

　日本大学歯学部の落合邦康特任教授（口腔細菌学）らの研究チームが、「歯周病を放置すれば、約 30 種類もの歯周病の原因菌を産出する酪酸が、歯周ポケットから健常の人の 10 ～ 20 倍も検出、長期間にわたって脳内に取り込まれると、アミロイドベータを溜めて萎縮し、アルツハイマー病の発生リスクを高める可能性がある」ことを、2018 年の日本歯周病学会で報告しました。

**資料Ⅲ【酪酸が脳に与える影響の】日本大学落合邦康教授の実験報告から**

・健康なラット 3 匹の歯肉に酪酸を注射し、6 時間後に海馬や下垂体、大脳、小脳が受ける酸化ストレスを分析。
　＜結果＞海馬が受ける酸化ストレスが最も多く、鉄分子は平均 79%、過酸化水素は平均 83%、遊離脂肪酸は平均 81% の濃度上昇。アポトーシスを誘導するタンパク質分解酵素カスパーゼは平均 87% の濃度上昇がみられた。
　アルツハイマー病患者の脳神経細胞内で物質輸送に関わるタンパク質「タウ」の量も通常のラットの平均より 42% 上昇した。

実は、嫌気性菌が原因だったのです。

認知症は歯周病菌が歯茎の血管に入り込み、そこから全身をめぐり、アミロイドベータをつくり、脳に悪さをするのです。認知症の原因であるアミロイドベータは歯周病で増えるのです。歯周病が全身を回る速度は、普通の人で60秒、体の大きい人で90秒です。驚くほど速く全身をめぐります。

認知症と歯周病の関連を示す実例として、物忘れ外来で有名な岐阜県土岐市にある土岐内科クリニックの認知症専門の長谷川嘉哉医師の診療内容を紹介します。月に1000人以上の患者さんが訪れるというこの医院では、認知症専門のクリニックでは珍しく、歯の検診を行っています。

この診療システムを導入した長谷川先生は、2018年『脳の老化を止めたければ歯を守りなさい』（かんき出版）という本を出版されました。

長谷川先生の見解は、「口腔ケアと認知症には大きな関係があります。噛めば噛むほど血流が増加して脳が活性化して若返るからです。だから認知症の改善も期待できるのです」というものです。歯の根元から伸びているのは血管と神経です。これがどこにつながっているのかということですが、実は、歯と脳はつながっており、1回噛むことで、脳への血流量は3.5ccほど増えます。歯がなければ噛めません。ですから、歯がなくなっていくと、認知症になりやすいというのです。

ですから、口腔ケアをするということがとても大切であり、同時に、血液中の酸素を増やすということがとても大事ということになります。

## 6. 無呼吸症候群（Sleep Apnea Syndrome:SAS）

無呼吸症候群とは睡眠中に、大きないびきをかいたり、長い無呼吸を何度も繰り返したりするような呼吸障害を起こす病気のひとつですが、この状態が続くと、良質な睡眠がとれず、日中に強い眠気を起こします。職業的に運転業務や、長時間の集中力を必要とする監視業務に携わる人は、重大な事故や労働災害につながる可能性があり、近年、社会的に注目されている疾患です。

SASの人はほとんどが口呼吸をしています。口呼吸は空気中の細菌が容易に侵入しやすくなるために、歯周病などの感染症に罹りやすくなるのです。

夜間・早朝の突然死も、無呼吸症候群が原因のひとつと考えられています。低酸素から無酸素となり、酸素欠乏による致死的不整脈の発生が死亡に至るといわれています。

原因は上気道が閉塞することで起こります。睡眠中に呼吸が一時的に停止することによる、酸素不足で十分な睡眠がとれなかったり、この酸素不足が続くと、心臓に負担がかかり、心筋梗塞や脳梗塞を起こすこともあります。

治療法の中で有効性が高く、安全なのがCPAP（シーパップ）は睡眠時無呼吸の治療装置ですが、この装置によって、酸素を十分に取り入れて寝てみると、酸欠で苦しみながら

寝ていたときと違って、非常にぐっすり眠れたという感想が多く聞かれます（図13参照）。

　また、OA（口腔内装置）は、上下顎の歯列にマウスピースを装着し、下顎を前方に移動して誘導、固定することにより、狭窄した上気道を広げ、通気性を良くする装置のことです。

　昼間に軽度高気圧濃縮酸素ルームに入り、酸素を増やすことで症状を軽減できますが、原因が軌道の構造上の問題なので、対処療法としては有効ですが完治させることは難しいとされています（京都大学石原教授）。

### 図13　CAPAの原理

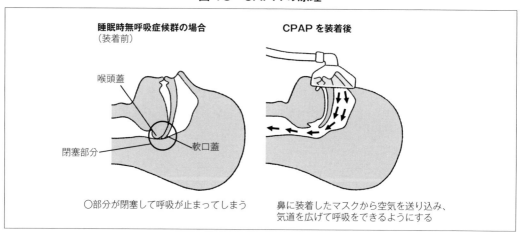

## 7. 早産・死産

　少子化問題を抱える今、死産という事態がよく起きていることは非常に残念なことです。下記の資料Ⅱは死産になった子どもの羊水を調べたものです。産科の医師は、驚くほど汚い羊水の原因が腟からの感染であろうと考えていました。ところが、母親の口の中にいた歯周病菌と同じ菌が出てきたのです。つまり、腟感染ではなく、口感染だったということ

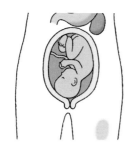

**資料Ⅱ【口腔子宮感染によって絶命した胎児の状況分析】**

（35歳のアジア人女性が39週と5日で死産）

・母親は妊娠関連歯肉炎で出血

・死産3日前に上気道感染で発熱

・猛烈な悪臭を放つ血性の羊水

・悪臭に包まれた胎児

・激しい絨毛羊膜炎と臍帯炎

・絨毛膜・羊膜・胎児の肺と胃を埋め尽くす

なのです。

　歯肉の炎症や歯周病菌の産生成分が血液中に入ると、プロスタグランディンなどが子宮の収縮を早めたり、また、歯周病菌の産生成分が泌尿生殖器で病原菌の増殖を助け、胎児の成長を妨げたりするのではないかともいわれており、それが早産や低体重児出産のリスクを高めるといわれています。ちなみに、プロスタグランディンは人間のさまざまな器官や組織で認められており、体内でつくられるホルモンに似た働きをする生理活性物質です。

# まとめ

　「自分自身の口腔ケアに自信がありますか？」という問いに対して、欧米では約8割の人が「自信がある」と答え、日本では約6割の人が「自信がない」と答えるそうです。

　歯の検診を受ける率も、日本人は国民皆保険であるにもかかわらず、最低だといいます。日本人の歯の健康意識は相当低いと思わざるを得ません。つまり、歯の健康意識が低いということは、残念ながら、体全体の健康意識が低いということになります。

　私たちの体には、たくさんの血管があります。人の血管をつなげると地球を2周半の長さ（約10万km）になるといわれていますが、そのほとんどが毛細血管です。生きるために必要不可欠だからこそ、血管が全身を巡っているのですが、皮肉にもそれがいろいろな病気を誘発することにもなっています。歯周病は世界で一番罹患者の多い慢性疾患です。そのため歯周病菌が全身をめぐり、あらゆる病気を引き起こします。

　それも、糖尿病、肺炎（誤嚥性肺炎）、脳卒中、心筋梗塞、認知症など、死に直結するような重大な全身疾患ばかりです。

　歯周病菌はほとんどが嫌気性菌ですから、軽度高気圧濃縮酸素ルームを使用することは歯周病を改善するのに欠かせない有効な手段のひとつだと思っています。

　健康寿命を延ばしたいのであれば、歯の健康を維持すること、そのためには口腔ケアに対して関心を持ち、正しいセルフケアとプロフェッショナルケアを両立させ、そこに軽度高気圧濃縮酸素療法をとり入れることをおすすめします。

# 口の中の汚れを意識する

　"口の中をきれいにする" 私は折りに触れてこの話しをしているのですが、いくら知識を持ってわかっていても、毎日の丁寧な歯磨きは面倒なものです。

　歯茎を清潔にするために定期的に歯医者に通うのも中断しがちです。しかも、目に見えて効果がわからないものはなかなか信じることができないのでしょう。どうやら、日本人はそういう傾向がある人種のようです。

　そこで、私のところでは、初診のときまず、マウスウオッシュで口の中のうがいをしてもらいます。30秒もして必ず出てくる汚れが、歯周病をつくっている汚いタンパク質だという証拠が目に見えるからです。そして歯の掃除を始めると、1週間くらいのちに、きれいになったことを実感することになるのです。

　余談ですが、他界した私の母は、希少がんである「卵巣肉腫がん」という珍しいがんが原因で亡くなりました。しかし、最期まで口からものを食べることができました。

　手術を3回し、抗がん剤や放射線治療も受けましたが、熱を出すこともなく、安らかに旅立ちました。私は歯科医ですから、私が母にしたことは徹底的に口腔内を磨くことでした。

　なぜならば、歯周病菌という菌は、酸素をとても嫌う「嫌気性菌」だからです。この「嫌気性菌」を取り除くために、私は、母の口を毎日毎日、徹底的に磨いたのです。亡くなる3日前まで、口からものを食べることができたのは、まさにそのおかげだったと私は思っています。さらに、担当の先生はこんなことも言っていました。

　「お母さんは、亡くなるときまで、一切の臭いがありませんでした。普通は、亡くなる前に、がん臭といって、細胞が腐ってくるような臭いがするのですが、それがありませんでした。やはり、口腔内をきれいにすると、食べられるというだけではなくプラスの相乗効果があるのですね。看取るほうも看取られるほうも楽です。」

　私は、このときほど歯科医になってよかったと思ったことはありませんでした。ですから、セミナーなどでお話しするとき、私はいつも「いい看取りができたということは、自分の残りの人生を、誇りを持って生きていけるということ」だと申し上げることにしているのです。

　口の中の汚れに意識を持ち、歯周病を手入れすること、つまり、嫌気性菌をたたくことが大切だということを実感していただきたいと思います。

# 第3章-2

# 歯周病と高気圧酸素環境

神戸大学大学院保健学研究科研究員
名古屋女子大学健康科学部健康栄養学科准教授

こんどう ひろよ
**近藤 浩代**

神戸大学大学院保健学研究科博士後期課程

たくわ みほ
**宅和 美穂**

# I 歯周病と軽度高気圧酸素環境の関係を解く

## 1. 健康寿命延伸のための研究

多くの方がすでにご存じかと思いますが、わが国の国勢調査による高齢化の推移と将来推計をみてみると、平成29年をもって人口は減少に傾いていますが、高齢化率は今後も増加の一途をたどるという推計が出ています。

社会の高齢化によってさまざまな問題が指摘されていますが、その中でも社会保障給付費、特に高齢者関係給付費が急増していることです。

この社会保障給付費を下げる方策として、健康寿命の延伸ということがさまざまな場面で叫ばれています。私たち、健康をサポートする仕事に従事する者としても、そうしたわが国の健康寿命の延伸に寄与できるような方策を探していきたいと思い、健康、体力の維持・増進、あるいは身体機能の低下予防策の探求について、運動療法や物理療法、栄養サポートなどのメカニズムを研究しています。

その中でも近年、歯周病疾患を有する患者が増えていることが厚生労働省の調査においても明らかです（下図1参照）。歯周病はその原因菌であるプラーク（歯垢）の中の細菌が血管を通って、全身に運ばれることで起こる感染症の一種で、誤嚥性肺炎や心疾患、糖尿病などのさまざまな全身疾患を引き起こすことが報告されるようになり、これらの対策が迫られています。そこで、軽度高気圧酸素環境と歯周病との関わりについてまとめてみました。

**図1　4mm以上の歯周ポケットを有する者の割合の年次推移**

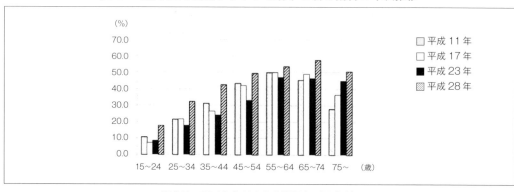

出典元：2018 歯科疾患実態調査（厚労省）

## 2. 酸素を嫌う性質を利用して歯周病菌を抑制

歯周病原菌について次のような実験をしてみました。

　下図2の歯周病のピラミッドは、歯周病との関連性の高さによって、およそ800種類あるといわれる歯周病菌をクラス分けした図です。中でも、この頂点にある赤色のピラミッド、「Red Complex（レッドコンプレックス）」と呼ばれるP.g菌、T.d菌、T.f菌という3菌種が、非常に歯周病との関連性が高い「グラム陰性嫌気性菌」、つまり酸素のない環境を好む、酸素のある環境ではなかなか生きることができない菌として知られています。

　ということは、この細菌の嫌う酸素によって細菌の増殖を抑制することができるのではないか、そうすれば、歯周病菌が全身に及ぼすさまざまな問題点を、減らすことが検証できるのではないかと考えました。

　そこで、細菌の増殖抑制には、高濃度の酸素に菌を曝露（さらすこと）すればいいのではないかと考えました。今回、そのことを基礎的な実験を通して、そのメカニズム、あるいはエビデンスの構築をしたいと思い、このグラム陰性嫌気性菌をどのように酸素に曝露させればいいのかということを考えました。

## 図2　歯周病菌のピラミッド

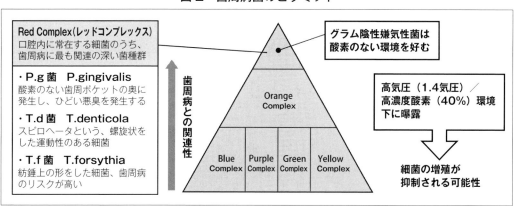

## 3.　軽度高気圧酸素環境では溶存酸素量が変動する

　その中で考えたのが、溶存酸素との関係です。実際に、歯周病菌は、血液中の溶存酸素の影響を受けて変化するのではないかと思い、人の体液と等張（浸透圧が等しい）といわれている生理食塩水の中に溶け込んでいる酸素、溶存酸素の量を気圧を変化させることで増減させ、それによって歯周病菌がどのような応答を示すかを調べました。

　日本気圧バルク工業の$O_2$ルームの中に溶存酸素を測る測定装置と、生理食塩水を入れて、気圧を1気圧から1.4気圧まで変化させました。$O_2$ルームは、酸素濃縮器を2台を併用しているので、一般の酸素ルームより少し酸素濃度が高くなります。

　まず、気圧の上昇に伴い、酸素濃度、溶存酸素量は増加しますが、さらに1.4気圧という高い気圧が長く続いた場合に、酸素濃度あるいは溶存酸素量はどうなるかということについても調べました。次ページの図3がその結果です。

**図3　気圧の上昇に伴い、溶存酸素量が増加**

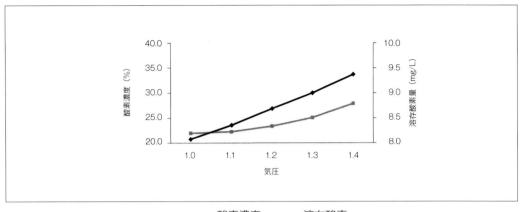

　酸素ルーム内の気圧の上昇に従い、ルーム内の酸素が上昇すると同時に生理食塩溶液中の溶存酸素量が増加しました。

　さらに、1.4気圧の環境下で、0分から180分と継続して測定したところ、酸素濃度は最初に上昇して、その後、あまり変化はなくなるのですが、溶存酸素は、それに遅れて徐々に上昇してきます（図4参照）。

　一方で、私たちが生活している1気圧の環境ですと、当然、酸素濃度も一定ですし、溶存酸素も変化しません。すなわち、高気圧環境下において、酸素濃度の増加に伴い、人の体液と等張といわれる生理食塩水の溶存酸素量も変動するということがわかりました。

**図4　1.4気圧環境下にて、溶存酸素量が増加**

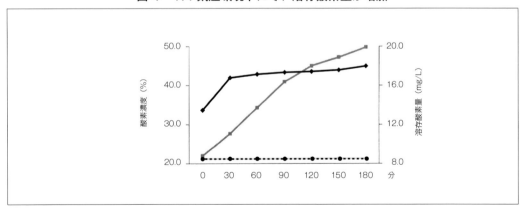

# Ⅱ．検証実験

## 1. 嫌気環境で歯周病菌を培養する

　次に、この「レッドコンプレックス」のひとつであるグラム陰性嫌気性菌のP.g菌を、特殊な培養液に溶かして$O_2$ルームの中に入れ、溶存酸素量が増加した環境をつくることで、軽度高気圧酸素環境が歯周病原菌の増殖抑制効果を有するのではないか、という仮説の検証を行いました。本研究の目的は、軽度高気圧酸素環境における歯周病原細菌の酸素耐性の評価と影響の検討をすることです。

　この検討の実験に使用したものと、その方法を簡単に説明しておきます。

　軽度高気圧酸素環境は$O_2$ルーム（日本気圧バルク工業）によって設定します。

　菌は歯周病原菌のひとつであるP.g菌を用いました。P.g菌は酸素が嫌いな菌ですので、P.g菌を増殖させるためには、嫌気環境、酸素のない環境をつくり出さなければなりません。

　それは、下図5のタッパーのような密閉した嫌気ジャーと呼ばれるものの中に、炭酸ガスを発生して酸素を吸収する嫌気剤、嫌気パック（AnaeroPackケンキ）を入れて酸素のない環境をつくりP.g菌を培養をしています。

　その培養に用いる栄養剤ですが、まずひとつが、HK半流動生培地といわれるもので菌を増やします。もうひとつがブルセラ寒天培地と呼ばれるもので、これらで菌を増やして検出、実際にどれぐらいの菌が生きているのかという計測を行いました。

### 図5　P.g菌を嫌気下に培養

嫌気ジャー　　嫌気下に培養 (48-96h)

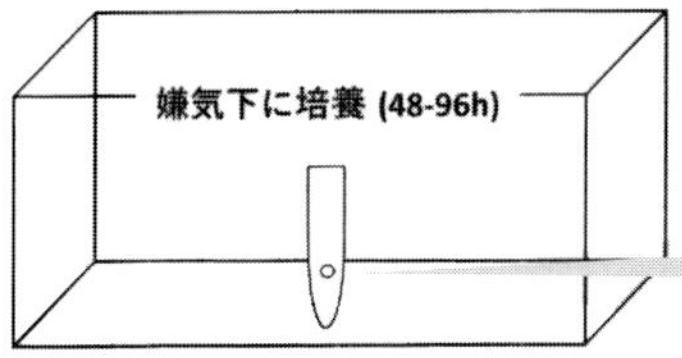

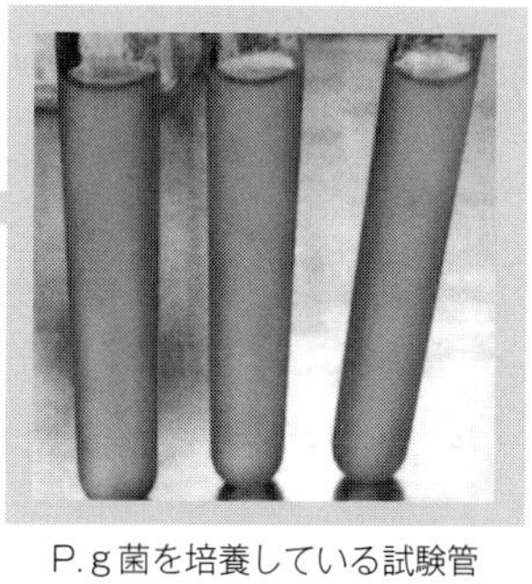

・菌株：Porphyromonas gingivalis,P.g(ATCC33277)
・培地：HK半流動生培地、ブルセラHK寒天培地
・嫌気培養：AnaeroPackケンキ（酸素吸収・炭酸ガス発生剤）

P.g菌を培養している試験管

　この細菌の固まり、細菌の集まりであるコロニー（集落）の見方は、細菌が非常に多いと、つくだ煮状にくっついたものが見えます。コロニーがだんだん少なくなり細菌が少なくなると、コロニーが白い粒々になって、点、点と見えるようになります。この粒の数をカウントして生菌、つまり生きている菌の数をカウントしました（次ページ図6参照）。

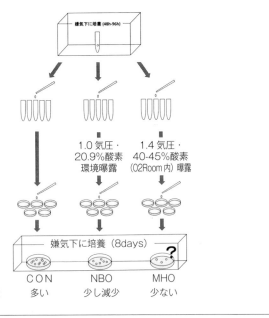

図6 嫌気下に培養したP.g菌を
高気圧酸素環境に曝露

嫌気下に培養 (48h-96h)

CON：通常気圧酸素環境
NBO：1.0気圧・20.9%酸素環境に曝露
MHO：1.4気圧・40-45%酸素環境に曝露

＊軽度高気圧酸素環境 O₂Room
（日本気圧バルク工業）

1.0気圧・
20.9%酸素
環境曝露

1.4気圧・
40-45%酸素
（O2Room内）曝露

嫌気下に培養 （8days）

シャーレ内のコロニー数

| CON | NBO | MHO |
|---|---|---|
| 多い | 少し減少 | 少ない |

## 2. 実験1：歯周病菌は酸素の曝露時間に応じて減少する

　酸素耐性の評価ということで、実際にP.g菌は酸素が嫌いな菌といわれていますが、ではどれぐらいの酸素に曝露することができるのかというのを確認しました（表1参照）。

　まず、嫌気培養によってP.g菌をある程度、増殖させ、白いもやもやもや状になるまで増殖させた後に、まずひとつ目のグループは、すぐに平板の寒天培地に菌を植えて培養を開始しました（CON）。

　2つ目は6時間（NBO 6th）、そして3つ目は24時間、1気圧、20.9パーセント酸素環境へ曝露した後、平板に菌を植えて培養しました（NBO 24th）。

表1　Experiment1　　酸素耐性の評価

| 希釈率 | CON | NBO | | | | |
|---|---|---|---|---|---|---|
| | | 1h | 2h | 3h | 6h | 24h |
| $10^{-1}$ | | | | | | n.d. |
| $10^{-2}$ | | | | | ‖ | |
| $10^{-3}$ | | | | ‖ | + | |
| $10^{-4}$ | | | ‖ | ‖ | | |
| $10^{-5}$ | | | + | + | | |
| $10^{-6}$ | ‖ | ‖ | + | | | |

　そして、0時間、6時間、24時間と経時的に変えて、培養された細菌コロニーの変化を見てみました。すると、0時間、3時間では、コロニー全体としてあまり変わりはありませんでした。

　これが、6時間になると少し減ってきました。さらに24時間曝露すると、全く検出されませんでした。

　したがって、P.g菌の生菌数というのは、やはり酸素曝露時間に応じて減少するということ、さらに、今後の実験において、6時間ぐらいが効果のひとつの基準になるのではないかという結論が得られました。

## 3．実験2：軽度高気圧酸素環境は歯周病菌の増殖抑制に有効性がある

　そこで早速、本題の軽度高気圧酸素環境への影響を調べました。

　先ほどと同じように、まず嫌気培養でP.g菌を増殖させます。

　同じように増殖させたP.g菌を2つのグループに分け、生理食塩水の中に菌を溶かしました。それぞれ、ひとつのグループは実験1と同じ1気圧、20.9パーセント酸素の環境、もうひとつのグループは新たに1.4気圧、少し高いですが40から45パーセント酸素の環境（軽度高気圧酸素環境）に曝露しました。

　曝露時間は、実験1の結果を参考に効果の基準となる6時間とし、その後、平板の寒天培地に菌を植えて8日間、平板培地で菌を増殖させました。仮説としては、通常気圧酸素環境に比べて軽度高気圧酸素環境になると、このコロニーの数が減っているのではないかという仮説の下に実験を行いました。

### 図7　Experiment2　軽度高気圧酸素環境の影響

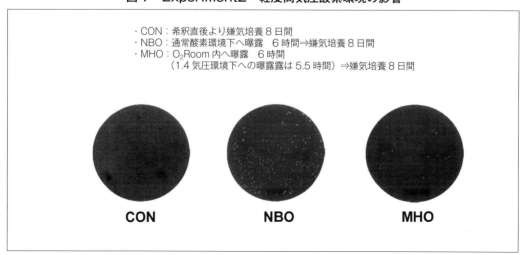

・CON：希釈直後より嫌気培養8日間
・NBO：通常酸素環境下へ曝露　6時間⇒嫌気培養8日間
・MHO：O₂Room内へ曝露　6時間
　　　　（1.4気圧環境下への曝露露は5.5時間）⇒嫌気培養8日間

CON　　　　NBO　　　　MHO

前ページ図7のNBOが通常の1気圧という気圧酸素環境下で6時間曝露させたP.g菌のコロニー、MHOがO$_2$ルーム内で1.4気圧という軽度高気圧酸素環境に6時間曝露させたP.g菌のコロニーです。右の図8はそのコロニー数（細菌数）の変化をグラフに表したものです。

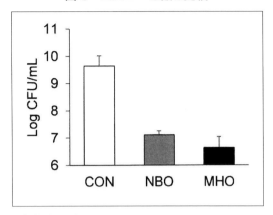

図8　コロニーの数の比較

今回は模式的にわかりやすくするように、通常の気圧酸素環境下で検出されたコロニーの数を10としたときの、軽度高気圧酸素環境下内で検出されたコロニーの数の比率を出しました。

すると、ご覧いただけるとおり、通常気圧酸素環境下と比較し、軽度高気圧酸素環境下への曝露により、P.g菌の生菌数が減少傾向にあることがわかりました。


## 【今回の2実験から導き出した結論】

・軽度高気圧環境において、酸素濃度の増加にともない、水中の溶存酸素量が増加する
・P.g菌の生菌数は酸素曝露時間により依存的に減少する
・P.g菌は軽度高気圧酸素環境下への曝露により、通常気圧酸素環境下と比較して生菌数が減少する傾向にある
・軽度高気圧高酸素環境をつくり出すO$_2$ルームに歯周病原菌を曝露させることで、その菌の増殖抑制効果を有する可能性が示唆される。

今回までの結果は、非常に基礎的なデータで、まだまだ検討の余地も残していますが、ひとつ今後の展望としては、P.g菌の増殖が抑制されたということは、その血管を流れる病原因子や炎症分子も減少するのか、あるいはそれらのメカニズムはどのようになっているのか、それらについても検討し、最終的なゴールとして歯周病が原因となる全身疾患の予防効果について、さらなる研究が進められたらと考えています。

# 第4章

# 組織の微小循環の変化と酸素の関わりについて

神戸大学生命・医学系保健学域
神戸大学大学院保健学研究科

教授 藤野 英己

# Ⅰ．毛細血管の構造とゴースト化の意味

## 1. 微小循環とは何か

　心臓と血管から構成される循環器の基本的な役割は、血液を循環させることによって体の各臓器・組織の細胞の生命維持・活動に必要な酸素と栄養素を供給することと、そこで代謝によって不用となった代謝産物・老廃物を搬出することです。その作業現場は体のすみずみまで張り巡らされた毛細血管で行われ、「微小循環」といわれています。

　微小循環とは、その名のとおり人体の中でもごく微細な循環系のことで、具体的には毛細血管と、そこにつながる細動脈・細静脈などによって構成される血管系をいいます。

　血液と組織細胞との間の物質交換や、血液だけでない体液循環の調節も担っています。

　この章では微小循環と組織との関係、とくに糖尿病との関係を例に話をまとめたいと考えています。まず、毛細血管の構造や役割から話をしたいと思います。

　その次に、この微小循環が病態によってどうなるかを、特殊な観察方法で紹介します。というのは、この微小循環の観察というのは、なかなか難しく、組織の中でどこをどう走っているかわからず、また自由奔放に走っているので、2次元的に見ても、なかなか組織と微小循環の関係を見分けることができません。そのために、この微小循環を可視化するために特殊な方法を用います。この方法で病気の組織を観察することで、さまざまな病態における微小循環の状態を把握することができます。3番目としては、代表的な病気である糖尿病との関係について解説していきます。

　4番目が、実際に組織の血流を上げていくと、毛細血管がどのように変化するかということを検証したいと思います。

　最後に、まだ検討の余地は残っていますが、高気圧環境下における血流動態、あるいは二酸化炭素、炭酸ガスで毛細血管がどのように変化していくかについても話を進めていきたいと思います。

## 2. 毛細血管が生命活動を支える

　有名な言葉として、よく「人は血管とともに老いていく」といわれます。これは、ウイリアム・オスラー（1849 〜 1919 年、カナダの内科医）という医学者が、今から 100 年以上前に、加齢に伴ってだんだん血管が悪くなっていくことをいったものです。悪くなるというのは、ひとつには、大きな血管、大血管が動脈硬化などを起こして悪くなるということもありますが、もうひとつは、毛細血管が悪くなるということをいっています。

　実際、歳をとった人の毛細血管を観察すると、「ゴースト化」といわれる状況になっていることがあります。近年よく話題になっていますが、毛細血管に血液が回らなくなって、

血管そのものがお化け（ゴースト）のように消えてしまうという現象です。

　このゴースト化というのは医学的にみてどういうことなのかを説明するために、循環動態というものを、もう一度確認したいと思います。

　肺で酸素を得た血液は、心臓から動脈を通り、どんどん枝分かれして細くなっていきます。組織にたどり着いたところでは、細動脈という形で細い動脈になっています。

　大きさでいうと大体、数十ミクロンぐらいの太さになっています。数十ミクロンというのは、ちょっとイメージしにくいかもしれませんが、大体、日本人の髪の毛がちょっと太めで80ミクロンぐらいといわれていますから、毛細血管はおよそその半分くらいの太さになって、組織の中に入っていくと思っていただいていいでしょう。

　実際、枝分かれした動脈は、組織の中に入って毛細血管になり、その毛細血管から組織が酸素を得たり、栄養素を得たりすることによって、私たちはさまざまな生命活動をしているということになります。

## 体循環の血液の流れ

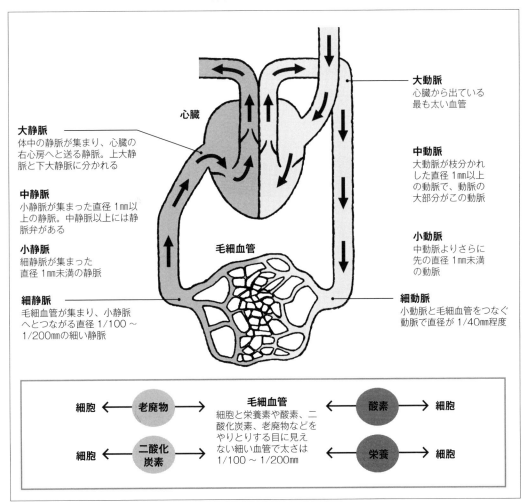

**大動脈**
心臓から出ている
最も太い血管

**心臓**

**大静脈**
体中の静脈が集まり、心臓の
右心房へと送る静脈。上大静
脈と下大静脈に分かれる

**中動脈**
大動脈が枝分かれ
した直径1mm以上
の動脈で、動脈の
大部分がこの動脈

**中静脈**
小静脈が集まった直径1mm以
上の静脈。中静脈以上には静
脈弁がある

**小静脈**
細静脈が集まった
直径1mm未満の静脈

**小動脈**
中動脈よりさらに
先の直径1mm未満
の動脈

**毛細血管**

**細静脈**
毛細血管が集まり、小静脈
へとつながる直径1/100～
1/200mmの細い静脈

**細動脈**
小動脈と毛細血管をつなぐ
動脈で直径が1/40mm程度

細胞 ← **老廃物** → 　　**毛細血管**　　　← **酸素** → 細胞
　　　　　　　　　細胞と栄養素や酸素、二
　　　　　　　　　酸化炭素、老廃物などを
　　　　　　　　　やりとりする目に見え
細胞 ← **二酸化炭素** → ない細い血管で太さは　← **栄養** → 細胞
　　　　　　　　　1/100～1/200mm

117

　毛細血管は、動脈あるいは静脈とは何が違うのでしょうか。

　まず動脈は、皮膚の上から触っても明らかにその存在がわかります。非常に弾力性のある管になっていて、その弾力性というのは、管の外の膜が非常に分厚くできているからです。なおかつ筋肉の層があり、この筋肉の層も分厚くできていて、その下に血管本来の血管内皮細胞があるという構造になっています。

　静脈も、基本的には同じような構造をとっていますが、それぞれの層は動脈に比べて薄くできています。薄いので弾力性はなくて、ベタッとした扁平な感じになっています。

　これに対して、毛細血管がどのようになっているかというと、毛細血管には、動脈や静脈にはあったこの外の膜とか、あるいは筋肉層というものがないのが最大の特徴です。

　すなわち、毛細血管では、中のほうにある膜（周膜）と血管内皮細胞という、血管本来の細胞のみからつくられているということになります（図1参照）。

### 図1　血管の構造

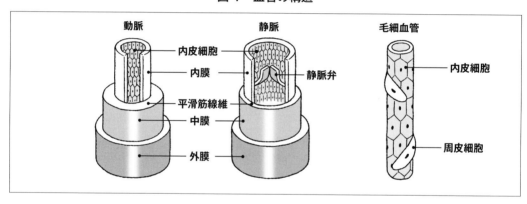

　図2のような毛細血管が、われわれの体全体に張り巡らされていて、全身の血管のおよそ99パーセントを占めているともいわれます。この毛細血管を全部つないでいくと、その長さは約10万キロ、およそ地球の2周半分の長さになるといわれています。

### 図2　手と足の毛細血管

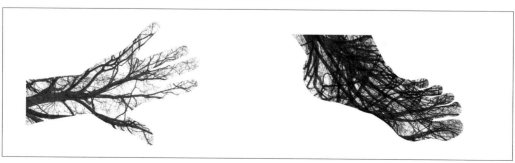

## 4．毛細血管のゴースト化とは

　前述した通り、毛細血管は簡単な膜と血管内皮細胞でできていて、おおよそ内径が10マイクロメーター（$\mu$m）以下です。骨格筋の毛細血管は平均すると5〜6$\mu$mくらいが、毛細血管の内径になります。

　この内側には、ヒゲ（微繊毛）が生えていて「グリコカリックス※」と呼んでいます。要は、赤血球がこのヒゲの上を滑りながら通っていくので、雪の上をスキーで滑るのと同じように、滑らかに血管の中を通っていけるのだといわれています（図3参照）。

　もしこのヒゲがなければ、赤血球は毛細血管の中をスムーズに進めず、途中で滞ったり詰まったりしてしまう恐れがあります。いろいろな病変によっては、このヒゲがなくなってきて、赤血球が通れないというような状況にも陥るのです。

　動脈あるいは静脈の場合、例えば、動脈硬化などのように、血管そのものが病変を起こしてくるわけですが、毛細血管の場合は、血管そのものが硬化などの病変を起こすのではありません。

　実は毛細血管は、血管の量が増えたり減ったりする現象が、動脈・静脈のような血管の病変に相当する変化を起こしているのです。

　組織の中で酸素がたくさん必要なときは、毛細血管は枝を伸ばして増えていきます。一方、何らかの要因で酸素が必要でなくなる、あるいは酸素を届けることがなかなかできないというような状況のときには、毛細血管が減っていくのです。

### 図3　毛細血管の特徴（グリコカリックス）

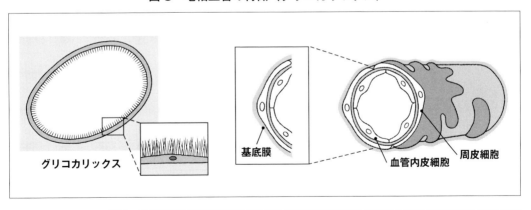

グリコカリックス　　　基底膜　　　血管内皮細胞　　周皮細胞

※グリコカリックス：細胞膜の外側にある微絨毛。多糖類や糖タンパク質の炭水化物からなる。

また、加齢などの場合は、酸化ストレスなどといわれるものが大きく関わっています。加齢に伴って、徐々に反応しやすい毒性のある活性酸素の種族などが増えてくると、前毛細血管括約筋が収縮・弛緩しなくなり、どんどん毛細血管が減ってきて、ゴースト化が起きてくるのです。

　実際、年齢に伴ってどれぐらい減ってくるかというと、40歳半ばごろから減り始めて、その後は加速的にゴースト化、つまり毛細血管の消滅現象が起きてくる恐れがあるのです（図4参照）。

　毛細血管が減ることを、従来われわれは「退行」と呼んできました。「退く」ということですが、この退行のことを、一般的には「ゴースト化」というようになったのです。

　実際、指の付け根の血管などを、顕微鏡で観察していくと、正常な人はきれいな血管が伸びているのですが、ゴースト化を起こしている毛細血管をみていくと、まず数が少なくて、しかも真っすぐ進んでいなくて、お化けのようにジグザグと奇妙な動きを示しています。これをゴースト化というふうに呼んでいるわけです（図5参照）。

## 図4　40歳代半ばから減る毛細血管

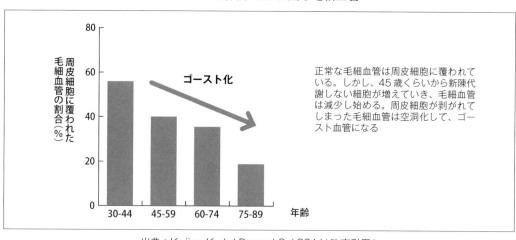

出典：Kajiya K.al.J Dermal Sci.2011(改変引用)

## 図5 毛細血管の特徴

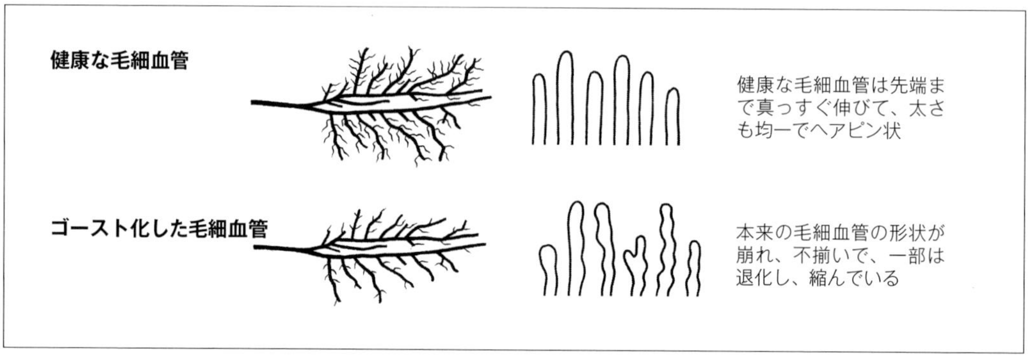

# Ⅱ．毛細血管のゴースト化が招く不調

　この血管のゴースト化というのは、いろいろな病気に関係しているといわれています。

　特に、加齢に伴ういろいろな病因に関与しています。正常な毛細血管は周皮細胞に覆われていますが、45歳くらいから新陳代謝しない細胞が増えて、毛細血管は減少し始めます。周皮細胞が剥がれた毛細血管は空洞化して、ゴースト血管になるのです。

---

**【ゴースト毛細血管が招く不調】**

| ●胃もたれ | ●胃腸炎 | ●胃潰瘍 | ●便秘・下痢 | ●免疫力低下 |
|---|---|---|---|---|
| ●がん | ●頭痛 | ●肩こり | ●倦怠感 | ●シミ・肌荒れ |

●そのほか加齢に伴う変化

---

　図6は胃の粘膜ですが、内壁にある絨毛が歳をとることにより、傷ついて減り、そこにあった毛細血管自体もゴースト化してきて、栄養の吸収などがなかなかできないということになります。特に、高齢者の場合は、いろいろな栄養物質をとったとしても、それが吸収されずに栄養効果が得られないということが、たびたび生じるわけです。例えば、カルシウムをとろうとして、牛乳をたくさん飲んだとしても、腸管からの吸収はきわめて悪く、ほとんど垂れ流しの状態ですから、高齢者はカルシウム吸収率が悪いという結果になってしまいます。

**図6　ゴースト毛細血管による胃粘膜の変化**

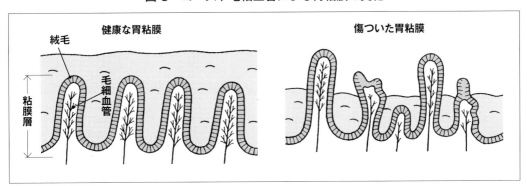

## 1. 腎臓で起きるゴースト化

　毛細血管のゴースト化というのは、まだいろいろなところに関与しています。

　代表例が高血圧です。これも一般的には動脈硬化が原因のひとつといわれていますが、実際は毛細血管の変化に関わっています。毛細血管が、例えば、詰まった状態になっていく、

あるいは血管自体が減っていくことによって、体の末梢における血流の抵抗が非常に上がり、それに伴って血圧が上がっていくというふうにもいわれています。また、腎臓は体内の塩分と水分をコントロールして血圧を調整しているうえに、血圧を安定させるホルモンも分泌しているため、腎臓の毛細血管がダメージを受けると高血圧になりやすいのです。

さらに、糖尿病が原因で起きる合併症のひとつである腎臓の病気「糖尿病性腎症」などは、毛細血管の塊といわれるほど毛細血管が集まった腎臓で、毛細血管の機能自体が損なわれ、本来ここでろ過され、残されるべき栄養分までが漏れ出てしまうようなことが起きます（図7参照）。非常に高度な腎症がある人は、栄養の吸収や振り分けができなくなり、大切な栄養そのものが外に失われて、結果的にはひどい栄養失調の状態になってしまいます。

そのために、糖尿病で腎症がきつい人は、どんどん痩せ細ってしまうのです。

## 図7　腎臓（腎小体）で起こるゴースト毛細血管の不調

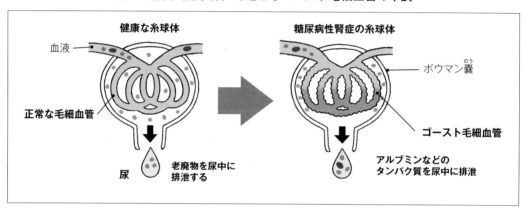

## 2. 糖尿病3大合併症の発症

糖尿病ですが、ご存じのように、いろいろな合併症をもたらす病変といわれています。

特に、3大合併症といわれるのが①腎障害、②網膜障害、③神経障害で、このいずれもが基本的にはすべて毛細血管が病変を起こしているということになります。

大血管ではなく、毛細血管が壊れることによって、この糖尿病の3大合併症が生じているといいわれているのです。

---

【糖尿病3大合併症】

①糖尿病性腎症　　　腎臓の毛細血管がダメージを受けるため、結果的に腎機能が低下する

②糖尿病性網膜症　　眼の奥の網膜にある毛細血管が傷害されて、視力低下を起こす

③糖尿病性神経障害　毛細血管のダメージにより神経に栄養が届かず、手足の障害や
　　　　　　　　　　立ちくらみなど、さまざまな不調が起こる

---

## 3．脳梗塞・認知症を引き起こす

　脳に関していえば脳梗塞、あるいは認知症にも、非常に毛細血管の血流状態が関係しています。これらのいずれもがすべて、毛細血管の血流が滞り、ゴースト化することによって引き起こされるのです（図8参照）。また、このことはリンパにおいても同様で、毛細血管から次々にいろいろな物質がリンパに漏れ込んでいきますので、それを回収することができなくなると、結果的には足がむくんでしまうといった症状が起きてきます。

　リンパには、もともといろいろな感染を予防する免疫系がありますから、毛細血管の影響でそれに絡むような病変も当然、起きてくるということになります。

---

**【脳で起きる不調】**

①脳梗塞　全血流の約15パーセントは脳に送られます。脳にはたくさんの毛細血管が張り巡らされています。50歳代以上の脳のCT画像をチェックすると、脳の毛細血管が詰まることにより、ほとんどの人に微小な脳梗塞がみられます（微小脳梗塞があっても自覚症状はない）

②認知症　微小な脳梗塞であっても脳細胞の壊死が起こると、記憶力の低下や認知症の原因になることもある

---

図8　脳の縮小・脳梗塞

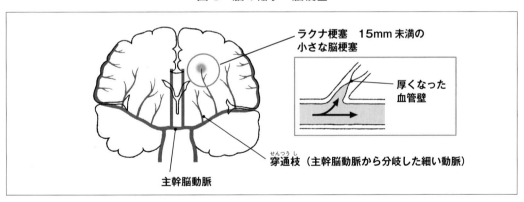

---

**【リンパで起きる不調】**

　リンパ管は全身に張り巡らされた毛細血管から漏れ出た水分や老廃物を回収。毛細血管の劣化が進むと水分や老廃物の漏れ出す量が増えることで、リンパ液が増え、水分や老廃物などがリンパ管の中で滞って「むくみ」やすくなります

　リンパの流れが悪くなると、免疫機能が低下するので、「風邪」が引きやすくなったり、「花粉症」などのアレルギー症状を引き起こします

リンパ管の流れ

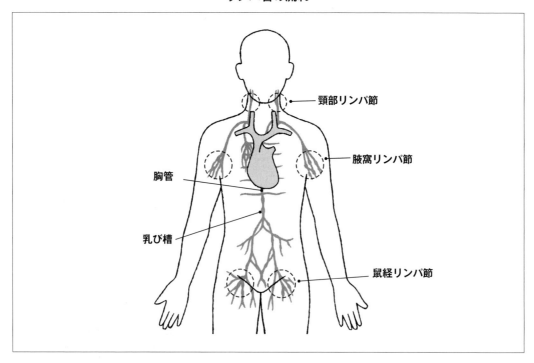

頸部リンパ節

腋窩リンパ節

胸管

乳び槽

鼠経リンパ節

## 4．加齢に伴う病変

　加齢に伴ってさまざま病変が起きてきますが、それも基本的には、毛細血管のゴースト化が非常に密接に関係するといわれています。加齢とともに運動器系で起きる肩こり、冷え性、腰痛症といった症状は、これも筋肉の毛細血管が非常に減ってくることによって起きてくるといわれていますし、生殖器の老化というのも血管がゴースト化することによって機能低下に陥っていきます。

　また、容貌（外見）の老化においても、血管数、例えば、皮膚の血管数が減ってくることによって、若々しい肌の張りとか赤みがなくなってくるといったことが起きてきます。

【加齢で起きる不調】
①運動器系の老化　毛細血管のゴースト化によって、筋肉やじん帯、軟骨などの毛細血管内に血液が流れなくなり、劣化し、冷えや肩こり、腰痛などを起こす
②生殖器の老化　　子宮や卵巣、精巣、前立腺などの生殖器で毛細血管の劣化が起こると、生理痛や更年期障害、性交痛、ED（勃起不全）などを引き起こす
③外見の老化　　　皮膚の毛細血管が劣化すれば、シミ、シワなどのトラブルを引き起こしたり、髪のパサつきや抜け毛、薄毛、白髪の頭髪トラブルを超す

# Ⅲ．毛細血管構造の観察とゴースト化の改善

## 1．自分の毛細血管を簡単にチェックする

　皆さんの毛細血管は大丈夫ですか。ご自分の毛細血管のチェックをしてみたいと思います。まず、片方の手の指の爪のところを見てください。薄いピンク色をしていると思います。次に、このピンク色をしている爪のところを、もう一方の手指でギュッと押さえてください。十分押したら、今度はパッと放してみてください（図9参照）。

　押された爪は白くなっていますが、離した瞬間にもとの色に戻ります。この白いのが2秒以内でもとのピンク色に戻れば、あなたの毛細血管はまだまだ元気で、正常であるといえます。しかし、ちょっと色の戻りが遅い、2秒以上かかるというのは、毛細血管がかなり老化をしているというひとつのサインになるのです。

### 図9　毛細血管をチェックする

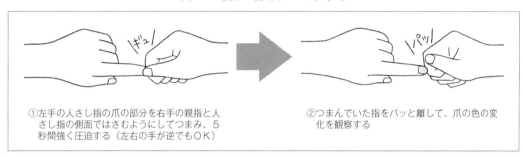

①左手の人さし指の爪の部分を右手の親指と人さし指の側面ではさむようにしてつまみ、5秒間強く圧迫する（左右の手が逆でもOK）

②つまんでいた指をパッと離して、爪の色の変化を観察する

**監察結果**　指を離した瞬間は、爪床の毛細血管から血液が押し出されている状態なので、爪は白っぽい色をしている。末梢の毛細血管の循環が正常であれば、押し出された血液は直ぐに毛細血管に戻るので、2秒以内で赤味が回復する。2秒以上かかる場合は、末梢の毛細血管の流れが悪いといえる。

　顕微鏡で毛細血管の細部を観察すると、恐らく、正常な人はピンと伸びた血管が観察できますし、ゴースト化した血管の人は、かなりふにゃふにゃとした形になり、長さも短く、血管数も減った状態が観察できるはずです（図10参照）。

### 図10　正常な血管とゴースト化した血管

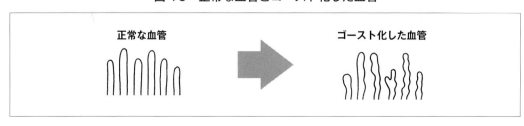

正常な血管　　　ゴースト化した血管

## 2. ゴースト化した毛細血管はもとに戻せる

### (1) 高気圧高酸素ルームの利用

　このゴースト化した血管というのは、もとに戻すことが可能です。いったん血管が減ったとしても、ある治療や操作をすることによって回復することができます。毛細血管は何歳からでも増加できます。

---

【ゴースト化を改善するための要素】
①組織の血流を上げる
②組織の代謝を上げる
③血管に刺激を与える。血管を緩める（収縮する）。自律神経の調整をする

---

　どれも非常に密接に関係していることですので、上記の要素をしっかり確保できれば、毛細血管は回復をすることが可能です。高気圧高酸素ルームは上記①〜③の要素に効果があるといわれていますので、高気圧高酸素ルームに入るのが、その要素を満たす一手段と考えられます。

### (2) 運動の効果だけでは万能ではない

　次に、私は運動機能障害のリハビリテーション専門ですので、患者さんにもよくお話をするのですが、ウオーキングをすすめています。近年、健康志向を反映してランニングブームとなっています。しかし、マラソンなどのハードな運動をしてしまうと、かえって逆効果で老けていきます。ウオーキング程度の運動をしていくということが、若返りをするためには必要になります。そこには活性酸素が非常に密接に関係しているのです。

　運動は体調を整えたり、疾病の予防や改善を促す効果を持っています。一方、運動は万能ではなく、運動方法、運動強度、運動時期を誤ると、十分な効果が得られなかったり、逆に悪化をさせてしまうことがあります。

　その例を紹介します。次ページ図11をご覧ください。このようにゴースト化した毛細血管に対しては，運動負荷をしたのみでは改善されないことがわかります。

　運動だけで毛細血管が改善しない要因が活性酸素です。活性酸素を低減させる効果をもつ抗酸化栄養素を摂取する治療をしていればちゃんともとに戻ってくれていますし、治療をしたものと、さらに運動をしたものを組み合わすことによって、しっかり戻ってくることがわかりました。

　運動だけしていても、なかなか毛細血管のゴースト化というのは、恐らく治らないでしょう。

図 11　運動だけでは毛細血管は正常化しない

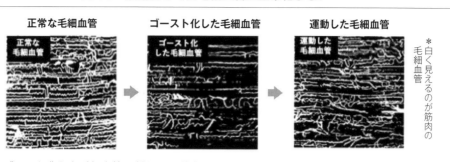

正常な毛細血管　　　ゴースト化した毛細血管　　　運動した毛細血管

＊白く見えるのが筋肉の毛細血管

ゴースト化した毛細血管に対して運動をしても治りが悪く、正常に戻らない

## （3）毛細血管を３次元で可視化する

　いろいろな血管の画像を見るチャンスはあると思いますが、特殊なやり方で血管を見る方法、可視化していく方法を紹介しておきたいと思います。

　ひとつは、非常に特殊な顕微鏡を使い、組織の中の血流がどういった状況であるかを見ることができます。

　しかし、血管というのは３次元的に走っているので、単純に表面から見ただけでは、血管がどうなっているのか、実はわかりません。そのために私たちは、血管を３次元的に見る方法というのを考案し、毛細血管を３次元で見ることができるようになりました。

　血管自体は非常に細いものです。内径10マイクロメートル（μm）以下が毛細血管と定義されています。10μmというと、1mmの100分の1、つまり0.01mmという非常に細い血管の３次元像、つまり上下・左右・前後の角度から見られる立体像によって、毛細血管の状態を見ていくのです。こうしないと、毛細血管の動態というものはなかなかわからないからです。

　こういった方法で「血管の可視化」を可能にしました。

## （4）毛細血管の新生・退行因子

　先ほど、毛細血管は増減するという話をしましたが、実はこの増減をさせるための因子というのがあります。まず、毛細血管を増やすことをつかさどる因子（血管新生因子）があり、もうひとつは血管を増やさない、退行させ減らすことをつかさどる因子（血管新生抑制因子）というのがあります。この両者が、普通であればバランスがとれています。バランスが取れていると、血管の極端な増減ということは起きませんが、このバランスがいったん崩れると、血管はどんどん減り、あるいは増えていくということが起きます（次ページ図12参照）。

**図12 毛細血管の特徴（新生・退行因子）**

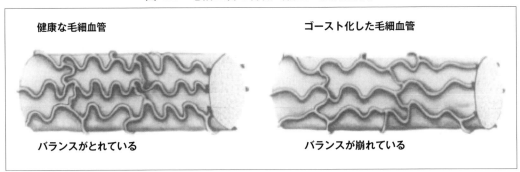

## （5）速筋と遅筋

　体の組織によって血管の構造は違います。例えば、筋肉の血管像をみると、筋肉には速筋と遅筋という2種類の筋線維があり、その点においてほかの組織と違います。速筋は白筋ともいい、収縮のスピードが速いため瞬発的な力を出し、遅筋はミオグロビンという赤い色素が多く含まれ、赤筋ともいいます。持久力に特化した筋肉で、回遊魚のマグロも遅筋が多い魚です。つまり組織の種類によって血管の構造体というものはかなり違うということがこの観察法では見て取れるのです（図13参照）。

**図13 遅筋と速筋の毛細血管構造**

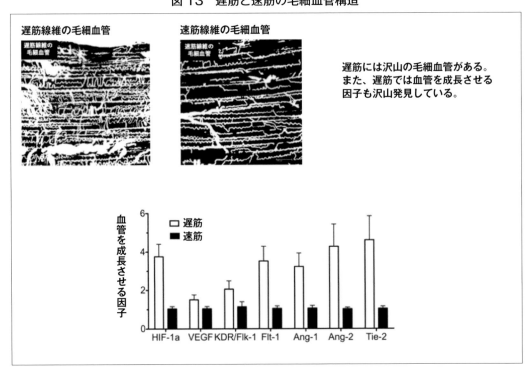

出典：Fujino,Muscle Nerve2012

# Ⅳ. 糖尿病における微小循環障害

## 1. 3μmの毛細血管では赤血球が通れない

　次に、糖尿病における微小循環障害というものを検証したいと思いますが、糖尿病における病態というものは、まさにこの微小循環障害の典型ということになります。

　3大障害（3大合併症）といわれる腎障害、網膜障害、神経障害は、基本的には微小循環による障害だということは前述しました。

　図14とグラフをご覧ください。微小循環の構造を、先ほど述べた方法で可視化していくと、例えば、筋肉では、正常であれば血管がたくさんあります。一方、糖尿病になると、これとははっきり違う毛細血管の状態になってきます。しかし、細かく見ていくと、毛細血管の数自体は、あまり差がないのです。ところが、血管一本一本の径を見ると明らかに細くなっています（毛細血管の容積が低下）。毛細血管径のグラフを比較すると、横軸2、3、4、5と書いてあるのは、何マイクロメートル（μm）かをあらわし、黒の棒グラフが糖尿病の場合です。糖尿病においては毛細血管の径が3μmのところにピークが来ています。つまり、毛細血管径が正常に比べ細いことがわかります。

　正常な場合は、5とか6のところにピークが来ています。実は、毛細血管の中を通過できる赤血球には一応、最小の大きさがあります。今、大体、いわれているのが2.5μmより大きくないと赤血球は通過できないといわれています。

　それを考えると、3がピークという糖尿病の毛細血管では、かなり多くの赤血球が通過できないという現象が起きることになります。そこで、毛細血管の密度をみた場合、正常に比べ半減する状況になっています。

### 図14　糖尿病における毛細血管の退行

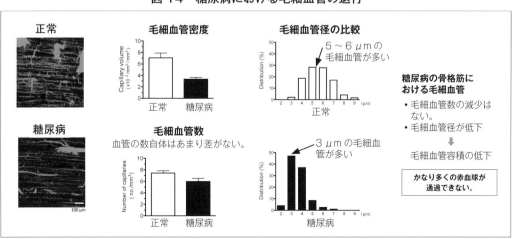

出典元：kondo,Nutr Metab,2011

## 2. 毛細血管が不安定になると血管が増減する

　そのときに、毛細血管をコントロールしている新生因子と新生抑止因子がどうなっているかというと、糖尿病においては、血管が増えたり伸びたりしていくような新生因子が全体的に減ってきます。

　その一方で、糖尿病では、この逆の因子、つまり血管を抑制し、「血管を減らすよ」と指令する新生抑制因子が増えてくるのです。この減らす因子が増えることによって、毛細血管というのはどんどん「ゴースト化」していくようなことになってきます。

　血管を増やす一番メジャーな新生因子といわれているのは、「血管内皮細胞増殖因子」というものです。一般的には、「VEGF（Vascular endothelial growth factor）」と呼んでいるものですが、糖尿病の場合、じつはこの血管を増やす物質は意外と減っていないのです。

　図15のグラフⅡを見ると、減っていないということがわかります。

　一方、この血管を増やす因子の中でも、ある因子は、血管を増やすと同時に、血管内皮細胞の結合を不安定化するものがあります。すなわち、血管を伸ばそうとするときは、血管はちょっと不安定になる必要があるということです。不安定になって、そこから血管が枝を伸ばしていきます。

　逆に、血管が安定化すると、血管は伸びたり縮んだり、増えたり減ったりはしません。糖尿病の場合は、毛細血管が、多少、不安定化する要素が高くなり、その分、血管が伸びたり縮んだり、増えたり減ったりする可能性も高くなるということです。

　要は、血管を不安定にさせる要素が、血管を増やしたり、減らしたりする方向に動かせるということになりますが、そこにはいくつかの因子が絡んできて、単純に、これが増えたから血管が増えるとか、これが減ったから血管が減るという話ではなくなく、いろいろな因子が絡んでいるのです。

### 図 15　血管新生因子

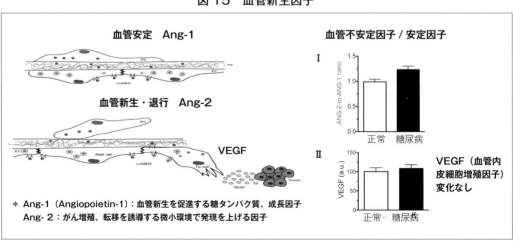

出典：Kondo,Nutr Metab,2011

## 3. 運動をすることで、糖尿病は合併症を予防できる

　実際に、例えば、運動刺激のような刺激を与えた場合でみていきましょう。

　結果論でいきますが、正常の場合と比べて、糖尿病では毛細血管が非常に減りますが、運動を行うと、明らかに毛細血管が増えます。つまり、運動は毛細血管を増やしていく、糖尿病においてはひとつの重要な要素になっているということです。

　「糖尿病においては」と、前置きをしたのは、病気によっては、運動をすると、かえって悪い効果を及ぼす場合があるからです。糖尿病の場合は、運動はある程度、推奨をされるということになります。特に、合併症に対しては、運動というのは推奨すべきと思います。基本的に、運動をすると、もろもろの因子は改善していきます。毛細血管がゴースト化したものがもとに回復しようという調節系がここで働いてくるということです。

　糖尿病の人は、合併症予防のために、ある程度の運動をする必要性があるということになります。ただ、血糖値をコントロールするまで調整するというのはなかなか難しいですが、血糖値が下がらないにしても、運動をしていれば、2次障害ともいえる合併症を予防することが可能になるということです。

### 図16　糖尿病性微小血管障害に対する運動の効果

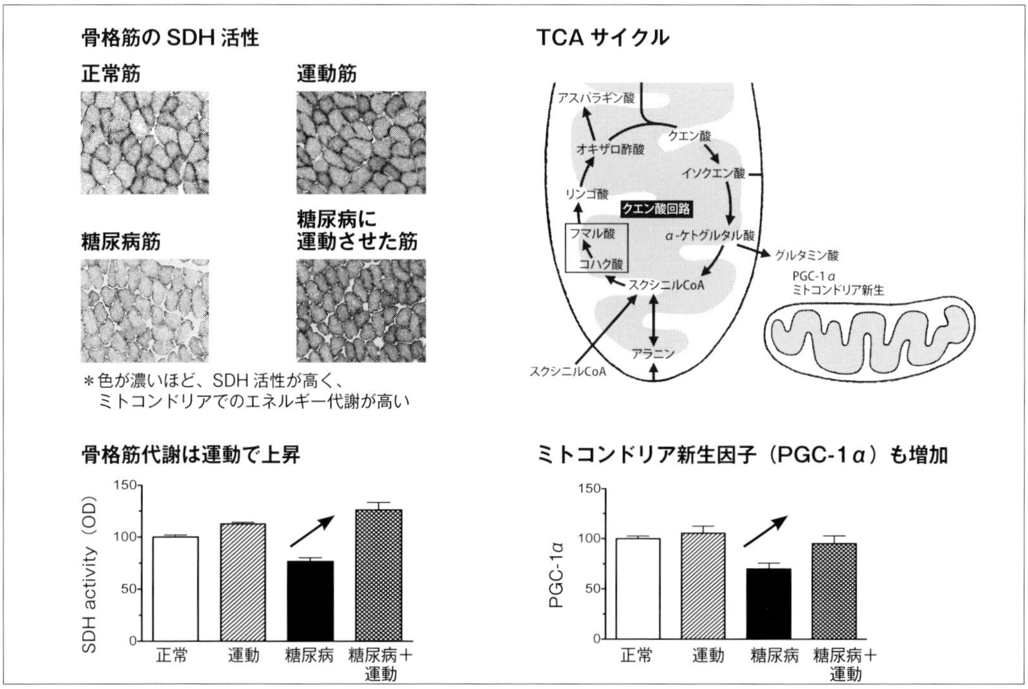

■上図16 筋細胞の代謝を表すグラフです．SDHはコハク酸脱水素酵素で、TCA回路の中に代謝を促進させるための役割を持っています。SDHが高いと筋の代謝が促され、沢山のATPを合成することができます。糖尿病の筋肉（GK）では下がり、代謝が低下していますが運動により増加しています。また，ミトコンドリア（ミトコンドリアは代謝の中心で、TCA回路があります）新生に関与するPGC-1αという因子が増加すると、ミトコンドリアが増加します。糖尿病では減少して，運動により改善します。出典:Kondo,Muscle Nerve215

## 糖尿病性微小血管障害に対する運動効果（毛細血管）

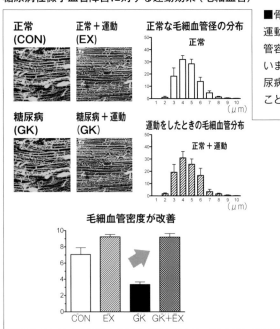

■骨格筋の毛細血管像です。糖尿病では顕著に減少し、運動では改善されています。左の下段グラフは毛細血管容量を示し、糖尿病では半減し、運動で改善されています。下のグラフは毛細血管径のヒストグラムで糖尿病では毛細血管径が細くなり、運動で改善していることが観察されます。

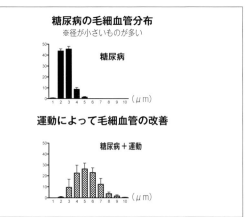

## 糖尿病性微小血管障害に対する運動効果（血管新生因子）

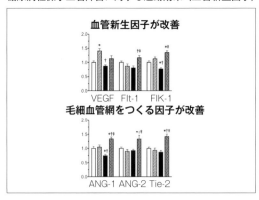

■血管新生因子のグラフです。糖尿病では基本的には血管新生に関わる因子は変化しませんが、血管を不安定にする因子が増加するために、血管が不安定な状態にあります。一方、運動をすると血管新生に関わる因子が増加し、血管新生を促します。

## 糖尿病性微小血管障害に対する運動効果（血管新生抑制因子）

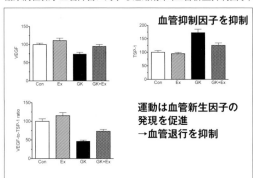

■ 血管新生を抑制する TSP-1 の発現が糖尿病では増加します。このために血管は減少していきます。一方、運動は TSP-1 の増加を低減させるために、血管の減少（退行）を抑制します。

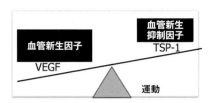

## 4．中強度の運動が毛細血管のゴースト化を予防する

　次は、運動の種類で少し述べていきます。運動においては、下図 17 の T2DM + LIT が低強度で、T2DM + HIT が中強度の運動をした毛細血管の図になりますが、強度に関係なく、糖尿病の病態においては毛細血管を予防することができるということがわかります。

　ただ、程度の問題で、あまり高強度の運動をしてしまうと、先述したように、活性酸素種などが出てきて毛細血管を破壊します。せいぜい中強度ぐらいの運動までが適していると思います。低強度や中強度の運動は血管新生因子の増加を促して，毛細血管を増加させる方向へ誘導していきます．

　これらをまとめると、運動刺激は、毛細血管のバランスというのを正のほうに移動してあげることによって、毛細血管のゴースト化を予防することが可能になるということになります。

### 図 17-1　糖尿病性微小血管障害に対する運動効果（運動強度①）

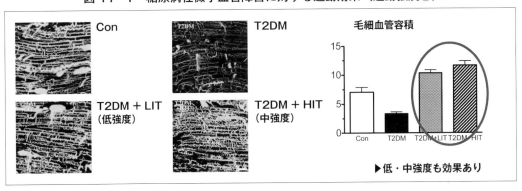

### 図 17-2　糖尿病性微小血管障害に対する運動の効果（運動強度②）

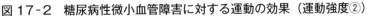
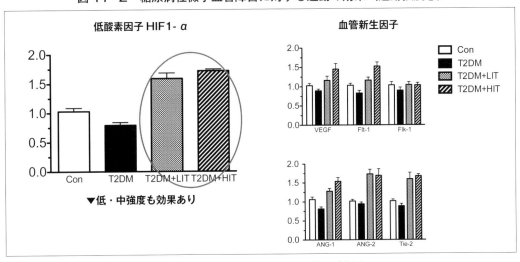

出典：Fujino, Med Sci Sports Exer2011

133

# Ⅴ．高気圧高酸素環境における骨格筋毛細血管の反応

## 1．「血流増加」「代謝上昇」が毛細血管ゴースト化の予防・改善となる

　次は、血流を増やすことによって、毛細血管がどのようになっていくかを検証します。薬を使うのはひとつの手段かもしれませんが、長期に薬を投与するのは適切な行為ではありません。そこで、血流を増加させる乳酸菌（乳酸菌 R30）というのがあるので、それをずっと摂取続けると血流が増加します（図 18-2 のグラフ参照）。血圧や心拍は変動しません。また、アドレナリン作動性効果遮断薬のひとつプロプラノール（propranolol）で筋交感神経を遮断すると、血流が増える反応がなくなりますグラフ（図 18-3）。この乳酸菌は筋交感神経を介して，筋肉の血流を増加させます。

### 図 18　乳酸菌 R30 摂取による毛細血管内の血流速度

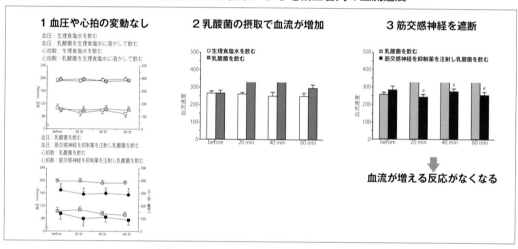

出典元：Hirayama, Microcirculation 2017

　次ページの図 19 をご覧ください。上段 1（CON）が正常な毛細血管の 3 次元画像で、下段 3（HU/Saline）がゴースト化し、さらに、乳酸菌で血流を増加したものが 4 です（HU／R30）。下段のほうでご説明すると、血管をゴースト化した毛細血管はやっぱり細くなってきます。そして、この血流を上げていくと、毛細血管系が改善をします。すなわち，血流を増加させると，毛細血管のゴースト化は抑制できることになります。

　先ほどは、運動などによって細胞の代謝を実は上げているのですが、細胞の代謝を上げてあげると、毛細血管は回復をしてくるということです。毛細血管の径が 3μm から 5μm へと改善されます。毛細血管の容積が改善されたこともわかります。

　酸素を高圧で入れると、細胞の代謝が上がっていきますから、それに伴って、毛細血管のゴースト化というのは防ぐことが可能であろうというふうに考えます。

## 図19　毛細血管の３次元構造と血管系のヒストグラム

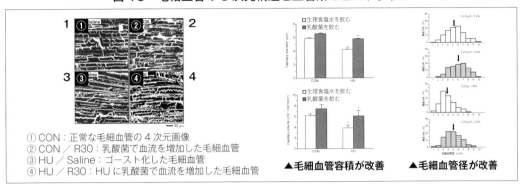

① CON：正常な毛細血管の４次元画像
② CON／R30：乳酸菌で血流を増加した毛細血管
③ HU／Saline：ゴースト化した毛細血管
④ HU／R30：HUに乳酸菌で血流を増加した毛細血管

出典元：Hirayama, Microcirculation 2017

## 2. 圧力を上げるとeNOSが上がり、ゴースト化を予防する

　一方、血流も同じで、高圧酸素の状態になると、当然、血流状態というのは促進されるので、それを続けると、毛細血管がゴースト化するのを予防していくというのが可能になってきます。先述したように、ひとつは、「血流を増やす」ということと、もうひとつは、「代謝を上げる」ということが、このゴースト化の毛細血管を予防、改善するために非常に重要な役割を担うので、その２つをそれぞれ検証したのが、図20のデータになります。

　この、血流を増加させることによって、毛細血管のゴースト化を予防するというのは、先述もしましたが、毛細血管は伸び縮みません。伸び縮みしないところに、速い血流のものが入ってくると、この血管の中の圧力が上がるというわけです。

　圧力が上がっていくと、この周りにある内皮細胞が活性化をされます。活性化されるとともに、一酸化窒素合成酵素は血管を緩める因子というのはよくご存じだろうと思いますが、血管内皮型のeNOSが上がってきます。このeNOSというのは、結果的には、先述のVEGFという血管内皮細胞の増殖因子というものを上げてきて、これがひとつのメカニズムとして、毛細血管のゴースト化を予防するということが、わかりました。

## 図20　毛細血管の血流増加によるeNOS、VEGF発現

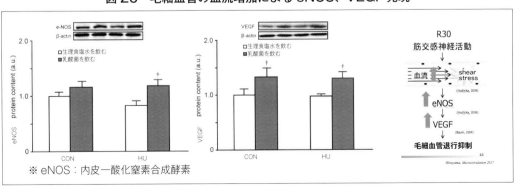

出典元：Hirayama, Microcirculation 2017

## 3. 長時間、高気圧高酸素環境にいると血管年齢が低下

　高気圧環境下で血流の状態がどうなるかを検証してみました。環境は日本気圧バルク工業の $O_2$ ルームでの軽度高気圧高酸素環境です。

　実は、皮膚表面の血流というのは比較的とりやすく、体の内部の血流をとるというのは難しいのですが、ここはぜひ、体の内部の血流状態をみていこうということで実験をしてみました。図21のグラフは骨格筋内における酸化したヘモグロビンの変動を表にしたものです。密閉式で、内部圧力を調整できるスペースに人間が入れる仕組みのチャンバーに入っていて徐々に血流が上がっていく様子がわかります。酸化ヘモグロビンの量が増えてくるということは、組織の中のヘモグロビン、酸素を供給する状態が高まってきているということになります。

　すなわち、チャンバー（治療装置）に入っていると、組織の中の酸化ヘモグロビンの濃度を増加して、血流を増加させ、末梢の微小循環速度の低下を抑制することが可能であるということになります。また、これはSpO2（酸素飽和度）なので結合しているということです。表面の酸化ヘモグロビンが酸化の状態を示しているということです。組織も徐々に増えてきます。ちなみに、酸素飽和度とは心臓から全身に運ばれる血液（動脈血）の中を流れている赤血球中のヘモグロビンの何％に酸素が結合しているか、皮膚を通して（経皮的に）調べた値です。そういったことを長時間やっていると、結果はおそらく、若返ってくるだろうということになりますが、これは健常な方なので、血管年齢は大きく変化しませんが、血管年齢が低下します。また、肌の湿度なども増えてくるということが実験でわかりました（図22参照）。

### 図21　高気圧高酸素環境による骨格筋の毛細血管の反応

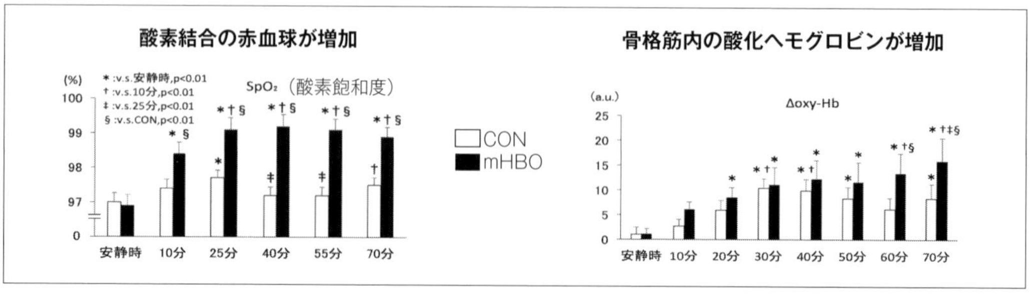

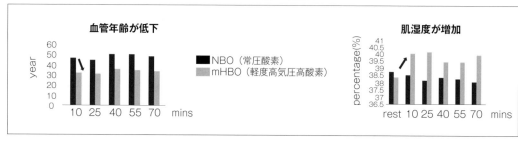

### 図22　血管の若返り

# Ⅵ. 皮膚を通した炭酸ガス吸収による毛細血管の反応

## 1.「ボーア効果曲線」が示す血管のゴースト化の予防

　微小循環においては「ボーア効果」というのが、非常に有名な効果としてあげられます。ボーア効果とは血液内の二酸化炭素量の変化による赤血球内の pH の変化によりヘモグロビンの酸素解離曲線が移動することをいいます。図23は酸素分圧（PaO2）と酸素の飽和度（SaO2）を示すグラフとなっています。

　一般的に、組織における酸素分圧というのは、大体、40mm Hg ぐらいです。最初、動脈は酸素分圧が高いところから、組織に行くと分圧が下がるので、酸素がヘモグロビンとくっついていられる量が減るわけです。そこで、ヘモグロビンが酸素を放出します。放出することによって組織の中に酸素が供給されるという、「ボーア効果」という有名なグラフになります。

### 図23　酸素解離曲線

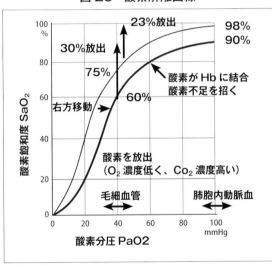

　例えば、運動をしたり、二酸化炭素を上げたり、体温を上げたりとか、そういったことをすると、このボーアの曲線が右の方にずれていくというふうにいわれています。

　本来、40mm Hg のところを見ると、普通の状態であれば75パーセントの酸素をヘモグロビンは結合できます。もともと100パーセントに近いわけですから、毛細血管のところではこの差分、25パーセントぐらいが放出されます。

　このボーア曲線が右へ偏位することによって、酸素と血流が結合しにくくなります。すなわち、右に偏位することによって、酸素と血液は結合しにくくなり、酸素を離して血液の外に放出させます。このグラフにおいては、普通の環境であれば23%だけ酸素を放していたのが、これが右に偏位することによって、酸素が30%放出されることになります。おそらく、これまで気圧高酸素でこれらのグラフというのはまだ出てきていませんが、ひとつの仮説としては、こういったボーア曲線が右のほうにずれることによって、酸素をより放しやすい環境になっているというふうに考えています。

　これが結果的には、血管のゴースト化の予防・改善ができるというふうに考えています。

## 2. 二酸化炭素を与えると毛細血管は回復する

　次に、二酸化炭素を使った実験をご紹介します。二酸化炭素を体の中に入れるとボーア曲線が右のほうにずれていきます。右のほうにずれると、酸素を放すというのが多くなってきますので、このボーア効果の理論によって、二酸化炭素をたくさん放してくれるということになります（前ページ図23、ボーア曲線参照）。

　近年、二酸化炭素は血流増進とか、体質改善とか、いろいろなものに効果があるといわれていますが、実際、二酸化炭素を局所にあてた場合の実験を少し紹介します。

　図24のイラストのように確かに、二酸化炭素をあてると、酸素は皮膚から入れませんが、二酸化炭素は皮膚から入ることができます。普通の状態ではなかなか入りづらいのですが、例えば、水であるとか、そういった媒体物が少しあれば、より入りやすくなります。

　図24の肢の写真はゲルをちょっと塗っています。皮膚の上にゲルを塗ると、二酸化炭素が入りやすくなって、表面の血流が上がっていくということが、広く昔から知られています。二酸化炭素の吸収率を上げるためには、このように、皮膚にゲルを塗る以外にも、水を少しかけるだけでも吸収率は上がっていきます。実際、行うときには、血流を上げたいところにゲルを塗って、その上からビニール袋で覆って、そこに二酸化炭素のガスを注入するという方法で、十分血流を上げることができます。

　それを繰り返していくと、糖尿病、がん、あるいは骨折の患者さんにも、血流が改善して治癒が早まります。

図24　経皮炭酸ガス吸収

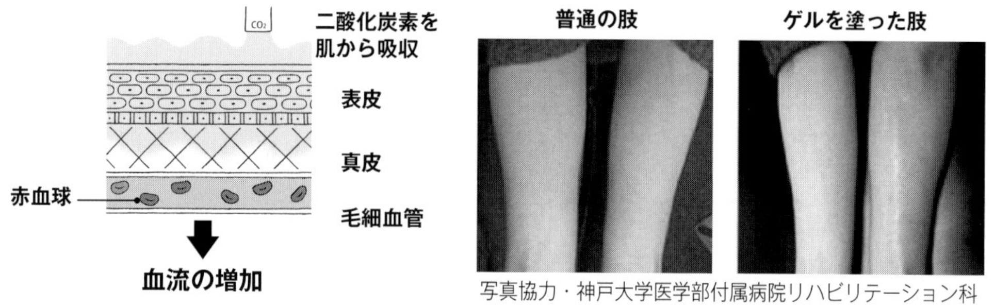

二酸化炭素を肌から吸収　表皮　真皮　毛細血管　赤血球　血流の増加　普通の肢　ゲルを塗った肢

写真協力・神戸大学医学部付属病院リハビリテーション科

　実際、これが組織の毛細血管において、どうなるのか少し観察をしてみました。その結果からは、少し違う見方をしています。例えば、先ほど、糖尿病で毛細血管が減ると述べました。減りますが、二酸化炭素を与えると、血管が回復をします。

　次ページの図25の血管の画像を見ると、CONが正常な状態です。STZが糖尿病の毛細血管の状態です。そこにちょっとゲルを塗って二酸化炭素をあてると、毛細血管が回復してくるので、表面の血流量が上がることが広く知られていますが、組織における毛細血管までその影響が及んでいるというのがわかりました。

図25　経皮炭酸ガス吸収による骨格筋の毛細血管の反応

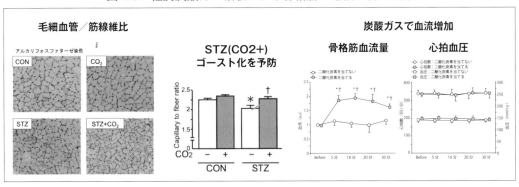

出典：Matumoto, J Physiol Sci 2019

## 3. ミトコンドリア新生因子が増える

　組織における毛細血管のゴースト化の予防というのは、先述のように、ボーアの法則、ボーアの効果によって、筋肉の中にあるいろいろなタンパク質を調べていくと、血管を増やす因子が増えてきています。血管を抑制するような因子が減って、もうひとついいことは、ミトコンドリアが増えてくることです。

　ミトコンドリアが増えるということは、組織の代謝が上がるということになり、組織の代謝を上げるためには、ミトコンドリア量を増やしてあげるというのは非常に重要です。結果的に、組織において、血管のゴースト化が予防できているということにつながったと思います。

# VII.　高気圧高酸素・高炭酸ガスはゴースト血管を予防できる

　ゴースト化というのは、加齢や病気によって生じてきますが、予防もできるし、改善もできます。そして、その予防、改善をするためには、やっぱり組織の血流を上げ、組織の代謝を上げることが必要です。

　ある環境下に適応していくということを私たちはしますが、その環境がずっと続けば、血管が増えたり減ったりというのは、なかなか起きなくなってきます。ですから、多少、変化を与えてあげるということが、毛細血管のゴースト化を予防したり、改善させたりするためには重要だと思います。

　その方法として、高気圧高酸素があり、あるいは、高炭酸ガスの照射というのも、効果を上げる方法になるのではないかと思います。

スタッフ ──────────

カバーデザイン　野村幸布

本文デザイン　　大屋有紀子（VOX）

イラスト　　　　わたなべじゅんじ

編集協力　　　　石田昭二、田川妙子

第 1 人者の研究者たちが語る

# 高気圧酸素の仕組みと生体機能に与える効果

2020 年 8 月 20 日

編　集　　一般社団法人日本気圧メディカル協会
発行者　　水嶋章陽
発行所　　学校法人国際学園
　　　　　〒 802-0077　福岡県北九州市小倉北区馬借 1 丁目 1-2
　　　　　☎　093-513-5931
発売所　　株式会社星雲社（共同出版社・流通責任出版社）
　　　　　〒 112-0005　東京都文京区水道 1 丁目 3-30
　　　　　☎　03-3868-3275
印刷所　　株式会社公栄社

ISBN978-4-434-27915-7